LA
MÉDECINE
LITTÉRAIRE ET ANECDOTIQUE

Morceaux choisis en prose ou en vers
Curiosités pathologiques et scientifiques, anecdotes
Maximes, Epigrammes, etc.

RECUEILLIS ET ANNOTÉS PAR LES DOCTEURS

G. WITKOWSKI ET X. GORECKI

… Omne tulit punctum
Qui miscuit utile dulci.

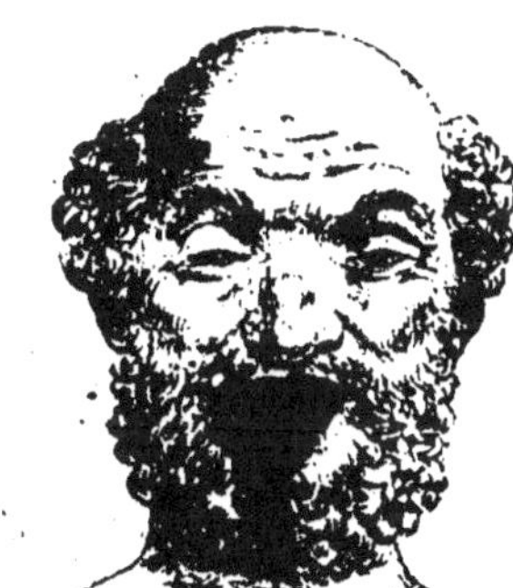

PARIS
G. MARPON ET E. FLAMMARION
à 7, galerie de l'Odéon, et rue Rotrou, 4
SUCCURSALES :
14, rue Auber, — Boulevard des Italiens, 10
Boulevard Saint-Martin, 3

1881

LA
MÉDECINE

LITTÉRAIRE ET ANECDOTIQUE

OUVRAGES DU D G. J. WITKOWSKI
Officier d'Académie.

De la Méthode à suivre dans l'examen clinique des
maladies des yeux. 1 vol. in-8°.

Anatomie iconoclastique. Atlas in-4°, composés de planches découpées, coloriées et superposées. Accompagnés d'un résumé d'anatomie et de physiologie.

Atlas parus : **Le Corps humain** (4° édition), comprenant 24 pièces mobiles articulées. Edition anglaise publiée par la librairie Baillière, Tindall, Cox et C°, de Londres.

L'Encéphale : CERVEAU, CERVELET, BULBE (3° édition).

Crâne et encéphale (de profil), montrant les rapports des CENTRES MOTEURS avec les parois crâniennes.

L'Oreille : EXTERNE, MOYENNE, INTERNE (2° édition).

La Dent : 5 pièces.

L'Œil de face, de profil, voies lacrymales (3° édition).

La Langue et le Larynx (face et profil) (2° édition).

Périnée et organes génitaux de la femme (3° édit.),

Périnée et organes génitaux de l'homme (2° édit.).

En préparation : **Le Squelette et les Articulations. —
La Main et le Pied. — Muscles et vaisseaux de la
tête, du tronc et des membres.**

Structure et fonctions du corps humain, à l'usage des gens du monde, des élèves des Beaux-Arts et des lycées. Ouvrage illustré de 410 gravures sur bois et accompagné d'un atlas de 5 planches lithographiques, découpées, coloriées et superposées.

La Génération humaine, ouvrage illustré de 215 gravures sur bois et accompagné d'un atlas de 2 planches sur acier, découpées et superposées.

Mnémotechnie médicale. Petits moyens d'anatomie, de physiologie, de pathologie, etc., *à l'usage des étudiants en médecine.* (En préparation.)

OUVRAGES DU D X. GORECKI
Professeur libre à l'Ecole pratique de la Faculté de médecine de Paris.

Du Choix des lunettes. Librairie Lauwereyns (1872).

Programme du Cours d'Ophthalmologie, professé à l'Ecole pratique depuis l'année 1876 jusqu'en 1881 (Epuisé).

Dictionnaire de médecine. In-8° de 960 pages, à 2 colonnes et 568 figures (avec le D *Decaisne*, 1878).

Des divers modes d'éclairage au point de vue de l'hygiène (1879).

Le Praticien. 2 volumes, années 1878-79 et 1880.

Traitement rapide des affections des voies lacrymales, par le *dacryocautère* (in-8°, chez l'auteur).

Traité clinique et pratique des maladies des yeux. (En préparation.)

LA
MÉDECINE
LITTÉRAIRE ET ANECDOTIQUE

Morceaux choisis en prose ou en vers
Curiosités pathologiques et scientifiques, anecdotes
Maximes, Epigrammes, etc.

RECUEILLIS ET ANNOTÉS PAR LES DOCTEURS

G. WITKOWSKI ET X. GORECKI

... Omne tulit punctum
Qui miscuit utile dulci.

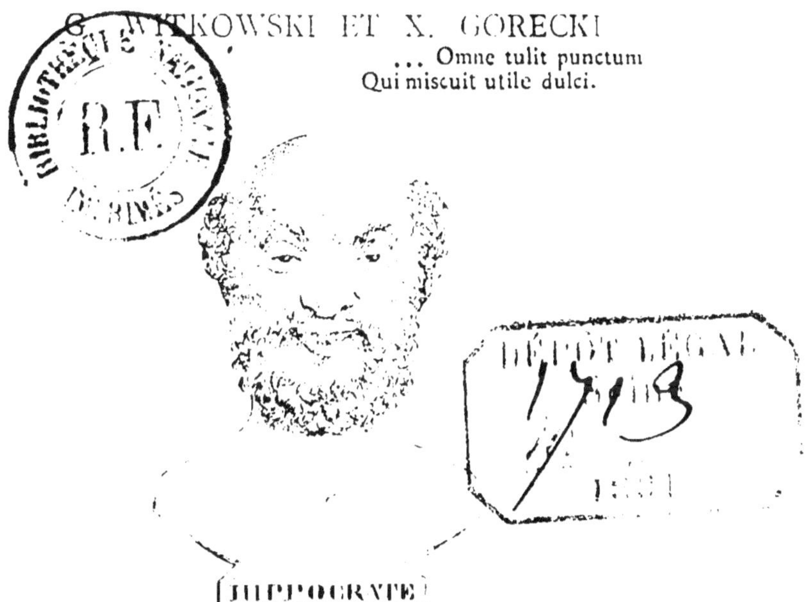

PARIS

C. MARPON ET E. FLAMMARION
1 à 7, galerie de l'Odéon, et rue Rotrou, 4
SUCCURSALES :
14, rue Auber, — Boulevard des Italiens, 10
Boulevard Saint-Martin, 3

—

1881

PRÉFACE

Les plus courtes préfaces sont les meilleures, aussi nous serons brefs. Ce petit livre n'a du reste besoin ni d'explication, ni d'excuse : il suffit d'un coup d'œil pour voir ce qu'il est ; en quelques lignes nous allons dire, non pas pourquoi et dans quel but nous l'avons écrit, mais simplement comment il s'est trouvé fait.

En cherchant dans les journàux, en compulsant les auteurs anciens ou modernes pour la confection de nos ouvrages, en fréquentant les cours, les hôpitaux, en causant avec nos maîtres et nos confrères, nous avons rencontré ou entendu un certain nombre d'anecdotes, de plaisanteries, de pièces de vers, en un mot de singularités médicales que nous avons recueillies, sans but d'abord, puis avec l'intention de les faire entrer comme passe-temps ou variétés dans le journal *le Praticien*, dirigé par l'un de nous. A un moment donné, nous nous sommes trouvé à la tête d'une collection nombreuse d anas et de racontars. Nous les avons communiqués à plusieurs de nos amis ; comme toutes choses, cela a beaucoup plu aux uns, un peu moins aux autres, déplu à quelques grincheux, presque tous y ont trouvé un sujet de distraction, c'est ce qui nous a décidé à en faire part à nos confrères.

La profession médicale a ses déboires, le spectacle de la misère et de l'ingratitude humaine est loin d'être gai ; tout ce qui peut donc dérider le médecin, le distraire, ne fût-ce qu'un instant, a son utilité. Et puis, la forme plaisante, voire même grivoise, est un excellent moyen de présenter certains sujets, de faire retenir et de fixer dans l'esprit certains préceptes ou particularités anatomiques ou thérapeutiques.

Les articles qui constituent ce recueil ne sont pas destinés, bien entendu, à être médités, approfondis ou discutés, aucune plaisanterie ne supporterait un pareil examen : on lit, on rit s'il y a lieu et l'on passe à un autre, ou bien l'on ferme le livre, et... à une autre fois.

Nous n'entendons pas non plus prendre la responsabilité de tout ce qui y est contenu ; chaque fois que nous l'avons pu, nous avons cité la source où nous avons puisé. Aux puritains qui s'étonneraient de voir nos noms sur la couverture de ce petit volume, et le regarderaient comme indigne d'esprits sérieux, nous répondrons avec Horace :

> *Misce stultitiam consiliis brevem*
> *Dulce est desipere in loco.*

Et quant aux bons confrères qui persisteraient à nous traiter d'auteurs légers, nous les prierons de jeter les yeux sur la liste de nos ouvrages, de nous en montrer autant, et de nous dire s'ils sont comme nous et avant tout des praticiens, l'un de la ville, l'autre de la campagne, qui ne consacrent à leurs écrits que les heures de la veillée, et les quelques instants qu'ils peuvent soustraire aux exigences de la clientèle.

LA MÉDECINE

Littéraire et Anecdotique

LE SERMENT D'HIPPOCRATE

—

Je jure par Apollon, médecin ; par Esculape, par Hygie et Panacée, par tous les dieux et toutes les déesses, les prenant à témoin que je remplirai, suivant mes forces et ma capacité, le serment et l'engagement suivants : Je mettrai mon maître de médecine au même rang que les auteurs de mes jours ; je partagerai avec lui mon avoir, et, le cas échéant, je pourvoirai à ses besoins ; je tiendrai ses enfants pour des frères, et s'ils désirent apprendre la médecine, je la leur enseignerai sans salaire ni engagement.

Je ferai part des préceptes, des leçons orales et du reste de l'enseignement à mes fils, à ceux de mon maître, et aux disciples liés par un engagement et un serment suivant la loi médicale, mais à nul autre. Je dirigerai le régime des malades à leur avantage, suivant mes forces et mon jugement, et je m'abstiendrai de tout mal et de toute injustice. Je ne remettrai à personne du poison, si on m'en demande, ni ne prendrai l'initiative d'une pareille suggestion ; semblablement je ne remettrai à aucune un pessaire abortif.

Je passerai ma vie et j'exercerai mon art dans l'innocence et la pureté. Je ne pratiquerai pas l'opération de la taille; je la laisserai aux gens qui s'en occupent. Dans quelque maison que j'entre, j'y entrerai pour l'utilité des malades, me préservant de tout méfait volontaire et corrupteur, et surtout de la séduction des femmes et des garçons, libres ou esclaves.

Quoi que je voie ou entende dans la société, pendant l'exercice ou même hors de l'exercice de ma profession, je tairai ce qui n'a jamais besoin d'être divulgué, regardant la discrétion comme un devoir en pareil cas. Si je remplis ce serment sans l'enfreindre, qu'il me soit donné de jouir heureusement de la vie et de ma profession, honoré à jamais parmi les hommes; si je le viole et que je me parjure, puissé-je avoir un sort contraire!   (*Trad. de* E. LITTRÉ.)

Il n'est nullement certain qu'Hippocrate lui-même soit l'auteur de ce serment, qui est probablement celui que prêtaient avant lui les Asclépiades (descendants d'Esculape ou initiés à ses doctrines). Quoi qu'il en soit, on peut affirmer que ce serment a exercé une influence salutaire et perpétuelle sur la profession médicale, et que cette influence s'est conservée jusqu'à nos jours. On remarquera aussi que, dès la plus haute antiquité, il y avait des spécialistes pour l'opération de la taille, de même qu'il y en avait aussi pour les yeux. Ces spécialistes ne prêtaient pas le serment médical, et n'étaient par conséquent pas initiés. De là, le discrédit de leur caractère, sinon de leur art lui-même, dans lequel ils étaient souvent fort habiles.

.*.
.

QUELQUES COMBLES

—

— *Le comble de la thérapeutique ?*
— Panser ce qu'on dit.

.*.
.

— *Le comble de la veine ?*
— C'est l'avarice !

.*.
.

— *Le comble de la prudence ?*
— C'est un diabétique qui refuse le saint viatique parce que son médecin lui a défendu l'usage des féculents.

.*.
.

LES MÉDECINS

—

Le médecin Tant-pis allait voir un malade
Que visitait aussi son confrère Tant-mieux.
Ce dernier espérait, quoique son camarade
Soutint que le gisant irait voir ses aïeux.
Tous deux s'étant trouvés différents pour la cure,
Leur malade paya tribut à la nature,
Après qu'en ses conseils Tant-pis eut été cru.
Ils triomphaient encor sur cette maladie.
L'un disait : Il est mort ; je l'avais bien prévu.
S'il m'eût cru, disait l'autre, il serait plein de vie.

La Fontaine.

SYNONYMIE DES RÈGLES

Vuidanges. — Période cataméniale. — Menstrues. — Règles. — Sangs. — Echéances. — Ordinaires. — Anglais. — Fins de mois. — Lunes. — Epoques. — Affaires. — Périodiques. — Une bande sur l'affiche (Nana).

SYNONYMIE DE L'URÉTHRITE

Gonorrhée. — Blennorrhagie. — Echauffement. — Coulante. — Chaude-pisse. — Coup de pied de Vénus. — Mal d'aventure. — Pisser des lames de rasoir, des polyèdres étoilés. — Couler des jours heureux ! — Goutte matinale, militaire (à l'état chronique).

SYNONYMIE DE LA SYPHILIS

Vérole. — La Constitutionnelle. — Le mal napolitain (en France); le mal français (en Italie). — La Charmante. — Quinte, quatorze et le point (lorsque le chancre est compliqué de blennorrhagie).

Les maladies secrètes sont ainsi appelées parce qu'elles sécrètent.

∴

PENSÉE DE SCHOPENHAUER

—

Le médecin voit l'homme dans toute sa faiblesse; le juriste le voit dans toute sa méchanceté; le théologien dans toute sa bêtise.

∴

PRÉCEPTES DU MÉDECIN

—

Guérir quelquefois, soulager souvent, consoler toujours.

—

Primo non nocere. — Ante omnia cura.
Nil desperandum. — Ubi vita, ibi spes.

∴

DEVISES D'UN DENTISTE

—

Dieu aidant.

∴

UNE SCIE DE SALLE DE GARDE

—

Les internes ne sont pas toujours au mieux avec la bureaucratie hospitalière, et les conflits qui surviennent sont des événements pour la salle de garde. Il y a quelques années, l'hôpital de la Pitié avait pour directeur un brave homme, très-jaloux de son autorité et fort disposé à faire courber sous sa plume de comptable le front audacieux de l'internat. Un beau matin, qu'il avait mal dormi, il proclama un ordre du jour par lequel il défendait aux internes de l'hôpital de recevoir d'urgence aucun malade, à moins d'établir sur le bulletin d'entrée le diagnostic précis de la maladie.

Grand émoi dans la salle de garde : on tonne, on vocifère même contre cette grotesque prétention qui obligeait les internes à porter un diagnostic précis, lorsque les chefs de service, eux-mêmes, étaient souvent embarrassés pour le faire, — quand ils en venaient à bout. On tint conseil, et un d'entre eux, P..., qui professe aujourd'hui avec succès la syphiliologie, émit l'avis de protester contre l'ordre directorial, en portant, dans tous les cas, un diagnostic extravagant et uniforme. — A partir de ce moment, tous les malades admis d'urgence furent déclarés *anencéphales !* (1)

Le brave directeur, qui lisait avec soin tous les bulletins d'admission, se félicitait sincèrement et disait en se rengorgeant :

— Voilà ce que c'est que d'exiger de l'exacti-

---

(1) Ce qui signifie privé de cerveau et de moelle épinière. Nous n'avons pas besoin de dire que ce vice de conformation ne s'observe que chez des fœtus monstrueux, qui n'ont pas la prétention de continuer à vivre après leur naissance.

tude de ces messieurs ; ils recevaient des anencéphales, sans s'en douter ; ils étiquetaient leurs malades : fluxion de poitrine, rhumatisme, etc., et les malades entraient sans qu'on reconnût la maladie. Quel progrès j'imprime à la science ! ! !

Mais bientôt l'autocrate fut saisi d'effroi.

Toujours des anencéphales, c'est une épouvantable épidémie qui sévit avec rage sur la capitale.

Il convoqua ses plumitifs subalternes et leur ordonna de prendre les mesures hygiéniques les plus sévères, afin d'échapper, eux et leurs petits, au fléau destructeur.

L'épidémie suivait son cours et les anencéphales continuaient à envahir les registres de l'hôpital, lorsqu'un statisticien eut besoin de les compulser pour établir les rapports qui existent entre l'anévrysme de l'artère centrale de la rétine et les fractures du péroné. Tout statisticien qu'il était, il fut frappé de lire sur les registres : Philippe Courtois, tailleur de pierres, 65 ans, anencéphale.

Marie Prégnard, blanchisseuse, 42 ans, anencéphale.

Il en compta 130. Le statisticien effaré n'avait jamais vu une collection d'anencéphales aussi âgés ; il courut chez le directeur et eut avec lui une conférence qui plongea ce dernier dans une rage épouvantable ; il se sentit mystifié et bondit jusqu'à la rue Neuve-Notre-Dame, d'où un orage administratif fondit sur la tête coupable de l'interne qui s'en moqua.

A partir de ce moment, les internes purent, comme par le passé, poser des diagnostics *ad libitum*.

Le directeur, plein de rancune de ce tour pendable, voulut prendre sa revanche, et, par un nouvel ordre du jour, il interdit les autopsies à l'hôpital. — Nouveau conciliabule à la salle de garde, nouvelle décision : dès ce moment, tous les bulletins de décès portèrent : *Soupçons d'empoisonnement*. Or, en pareil cas, l'autopsie est de rigueur et doit se faire en présence du directeur, d'un commissaire de police et d'un médecin étranger à l'hôpital.

L'infortuné directeur passait son existence dans la salle des morts. A peine l'aurore aux doigts de rose avait-elle ouvert les portes de l'Orient, qu'un interne se pendait à sa sonnette et lui criait : « Monsieur le directeur, nous avons à faire une autopsie avec soupçons d'empoisonnement. » A peine était-il dans sa salle à manger qu'un autre interne réclamait sa présence pour une nouvelle autopsie, toujours avec soupçons d'empoisonnement; le commissaire, qui partageait ses tribulations, envoyait au diable l'hôpital et la direction, et ne voulait plus se déranger, car, bien entendu, on ne trouvait jamais aucune trace d'empoisonnement.

Encore un mois de ce régime et on aurait pu faire l'autopsie du directeur, mort des suites... de tous ces empoisonnements.

Il fit à sa santé le sacrifice de son entêtement

bureaucratique, et les autopsies comme les diagnostics se firent *ad libitum*.

JOULIN, *les Causeries du docteur*.

.•.

AUTREFOIS !

—

On rapporte un trait naïf et touchant des deux frères médecins Cosme et Damien, qui vivaient sous le règne de Dioclétien. Tandis qu'ils observaient, avec la fidélité la plus scrupuleuse, c commandement du Seigneur : *Vous avez reçu gratuitement, donnez gratuitement* (S. Matth. X.), il advint un jour que l'un d'eux, Cosme, sembla faiblir à sa pieuse habitude. Son frère Damien en fut vivement peiné ; dans sa douleur, il défendit qu'après sa mort on l'ensevelit à côté de ce frère bien-aimé.

De quoi s'agissait-il cependant? Cosme, à la prière d'une pauvre malade qu'il avait guérie, avait consenti à recevoir d'elle deux œufs !

.•.

DE NOS JOURS

—

A la suite d'une heureuse opération faite à un enfant atteint du croup, la mère vint remercier V... et lui offrit une bourse brodée de sa main.

— Acceptez, lui dit-elle, ce petit travail comme gage de ma reconnaissance.

1.

— J'accepte, reprit V... un peu décontenancé, mais sans préjudice de mes honoraires qui s'élèvent à trois mille francs.

— Pardon, fit la mère en reprenant la bourse des mains du chirurgien et en en retirant deux billets de mille, il y avait cinq mille francs. Voici maintenant votre compte.

*
**

ÉPITAPHE DE VELPEAU

(Par le professeur P.)

—

Ci-gît opérateur heureux
Qui, sans jamais se battre,
Coupa bien des hommes en deux
Et des liards en quatre.

*
**

UNE AIGUILLE INDISCRÈTE

—

A peine le Théâtre-Français avait-il eu le loisir d'apprécier l'intelligence et le mérite d'Augustine Brohan, qu'il fut tout à coup menacé de la perdre. Une maladie étrange, inexplicable, vint arracher la jeune artiste à l'étude de ses rôles.

Les plus célèbres médecins, consultés tour à tour, déclarent qu'Augustine a un commencement de cancer au sein droit. On parle d'une opération terrible. Heureusement, nos opérateurs ont l'idée de réclamer l'assistance de

Ricord, qui, d'un simple revers de bistouri, fait sortir une aiguille du sein de la malade et lui dit :

— Vous avez eu tort, chère belle, de prendre ceci pour une pelote. Ne commettez plus de semblables erreurs.

EUG. DE MIRECOURT.

.•.

PATAQUÈS

—

On demandait à la concierge d'un artiste qui était alité, quelle maladie avait son locataire.

— Le médecin, répondit-elle, m'a dit qu'il était atteint d'un *parapluie moisi* (paraphimosis).

.•.

TROP D'ESPRIT ÉCONOMIQUE

—

Un ami vient un jour emprunter un billet de cent francs à Velpeau. Celui-ci va droit à son secrétaire, y prend le billet demandé et le montre à son ami : « Si je te le prête, lui dit-il, tu ne me le rendras jamais et nous nous fâcherons pour toute la vie ; d'un autre côté, si je réponds à ta demande par un refus, je me fâche de suite avec toi... mais je garde mon argent. » Et ceci dit, il s'empressa de remettre le billet où il l'avait pris.

.·.

MESSALINE

ou

L'IMPÉRATRICE NYMPHOMANE

—

Quand de Claude assoupi la nuit ferme les yeux,
D'un obscur vêtement sa femme enveloppée,
Seule avec une esclave, et dans l'ombre échappée,
Préfère à ce palais tout plein de ses aïeux
Des plus viles Phrynés le repaire odieux.
Pour y mieux avilir le sang qu'elle profane,
Elle emprunte à dessein un nom de courtisane :
Son nom est Lycisca. Ces exécrables murs,
La lampe suspendue à leurs dômes obscurs,
Des plus affreux plaisirs la trace encore récente,
Rien ne peut réprimer l'ardeur qui la tourmente:
Un lit dur et grossier charme plus ses regards
Que l'oreiller de pourpre où dorment les Césars.
Tous ceux que dans cet antre appelle la nuit sombre,
Son regard les invite et n'en craint pas le nombre.
Son sein nu, haletant, qu'attache un réseau d'or,
Les défie et triomphe et les défie encor.
C'est là que, dévouée à d'infâmes caresses,
Des muletiers de Rome épuisant les tendresses,
Noble Britannicus, sur un lit effronté,
Elle étale à leurs yeux les flancs qui t'ont porté!
L'aurore enfin parait, et sa main adultère
Des faveurs de la nuit réclame le salaire.
Elle quitte à regret ces immondes parvis;
Ses sens sont fatigués, mais non pas assouvis.
Elle rentre au palais, hideuse, échevelée:
Elle rentre; et l'odeur autour d'elle exhalée
Va, sous le dais sacré du lit des empereurs,
Révéler de sa nuit les lubriques fureurs.

JUVÉNAL (*trad. de Fontanes*).

SUR PORTAL

La malice qui rit sous cape,
En fait le plus gai des docteurs.
On trouve en lui le serpent sous les fleurs,
Mais c'est le serpent d'Esculape.

BOUFFLERS.

DU DANGER

DE FAIRE LES PRESCRIPTIONS EN LATIN.

Boyer venait d'examiner, dans son service d'hôpital, un pauvre diable atteint de coliques, et prescrivit à haute voix : « *Fotus emolliens supra abdomen,* » c'est-à-dire fomentations émollientes sur le ventre. A ces mots, le malade se prit à sangloter et à se désespérer : « parce que, dit-il, le médecin a dit que j'étais fo.tu. »

TRADUCTION LIBRE

D. M. P. (docteur-médecin, Paris).
Dat Mortem Paucis.

D. M. M. (docteur-médecin, Montpellier).
Dat Mortem Multis.

.
. .

CAS EXCEPTIONNEL

DE RÉCEPTIVITÉ DE LA VARIOLE.

—

Louis XV mourut à soixante-cinq ans d'une variole confluente, après avoir été atteint une première fois à l'âge de quatorze ans.

L. MOYNAC.

.
. .

DERNIÈRE MALADIE DE FRANÇOIS Ier

—

Que François Ier ait eu une fistule au périnée comme Louis XIV en eut une à l'anus, il n'y a là rien d'extraordinaire, et il faut en rabattre de cette opinion contenue dans le tercet si connu :

> L'an quinze cent quarante-sept,
> François mourut à Rambouillet
> De la vérole qu'il avait.

En résumé, les causes de la mort de François Ier sont complexes, et on peut croire qu'il a succombé, consumé à la fois par les embarras politiques, par les jouissances d'une vie de fatigues et de plaisirs de toute nature, à l'exception de ceux de la table, par une maladie des voies urinaires, restes probables, mais non certains, de maladie vénérienne.

A. CORLIEU (*la Mort des rois de France*).

.*.
*.

CRUELS ET INJUSTES.

—

— Alexandre fit brûler le temple d'Esculape et mettre en croix son médecin Glaucus, pour venger la mort de son favori Ephestion.

— Charles VI fit ou laissa pendre deux augustins qui avaient promis de le guérir par des incisions sur la tête et n'y réussirent pas.

— Goutchram, roi d'Orléans, fit périr deux médecins pour exécuter le désir de sa femme, dont ils n'avaient pu empêcher la mort.

FRANÇOIS FABRE.

*
* *

RECETTE
POUR ATTRAPER LA CHAUDE-PISSE

—

Voulez-vous attraper la chaude-pisse? En voici les moyens : prenez une femme lymphatique, pâle, blonde, plutôt que brune, aussi fortement leucorrhéique que vous pourrez la rencontrer ; dînez de compagnie ; débutez par des huîtres et continuez par des asperges ; buvez sec et beaucoup de vins blancs, champagne, café, liqueurs, tout cela est bon ; dansez à la suite de

votre repas et faites danser votre compagne ;
échauffez-vous bien, et ingérez force bière dans
la soirée ; la nuit venue, conduisez-vous vaillamm-
ment ; deux ou trois rapports ne sont pas de
trop, et mieux vaut davantage ; au réveil, n'ou-
bliez pas de prendre un bain chaud et prolongé ;
ne négligez pas non plus de faire une injection ;
ce programme rempli consciencieusement, si
vous n'avez pas la chaude-pisse, c'est qu'un
dieu vous protége.

RICORD.

LA VIPÈRE ET LA SANGSUE

—

« Nous piquons toutes deux, commère.
A la sangsue un jour disait une vipère ;
Et l'homme cependant te recherche et me fuit :
D'où vient cela ? — D'où vient ? réplique la sangsue ;
C'est que ta piqûre le tue,
Et que la mienne le guérit. »

LE BAILLY.

UN MOT SUR LA GRAVELLE

—

Daubray, l'un des fondateurs de la coopéra-
tion théâtrale, engageait son camarade Fugère
à se mettre de cette société.

— Je veux bien, répondit le charmant baryton

des Bouffes, à la condition que tu devineras celle-ci :

« Mon premier ainsi que mon tout a la gravelle. »

— Tu m'ennuies, cria Daubray, je te parle sérieusement ; zut pour ton mot !

— Ah ! c'est comme cela, eh bien, je vais te le dire tout de même :

C'est HOS !

— Parce que ?

— *Hospice du Gros-Caillou !*

Tintamarre.

.˙.

SUR LE RHUME DE CERVEAU

—

Tout ce que les médecins ont pu faire jusqu'à présent contre le rhume de cerveau c'est de l'appeler *coryza*.

—

— Que faites-vous contre le rhume de cerveau ?

— Je le traite... par le mépris. Et vous ?

— Moi, quand j'ai un rhume de cerveau... j'éternue.

.·.

NOTES BIOGRAPHIQUES

—

BROUSSAIS reconnaissait à toutes les maladies l'inflammation pour cause et la saignée pour effet. Ce qu'on pourrait appeler, par conséquent, un docteur à feu et à sang.

—

RICORD. — Savant dont les recherches ont rectifié un point important de la mythologie. A démontré que ce n'est pas à Vulcain, mais bien à Mercure qu'il faut marier Vénus. Comme on exagère toujours, on prétend qu'il gagne un million par an ; s'il gagne cinq cent mille francs, c'est tout le bout du monde.

—

GOSSELIN. — Chirurgien qui, à l'hôpital de la Charité, coupe les jambes avec tant de bonhomie, désarticule avec tant de rondeur, que cela donne presque envie de se faire inciser quelque chose pour s'amuser. Son sourire de Roger Bontemps fait croire qu'une opération est une partie de plaisir... pour lui.

Charivari.

...

UNE VIEILLE RECETTE CONTRE LA GOUTTE

—

Un quarteron d'indifférence,
Autant de résolution,
Dont vous ferez infusion
Avec le jus de patience ;
Point de procès, force gaîté,
Deux onces de société,
Avec deux dragmes d'exercice ;
Point de souci, ni d'avarice,
Trois bons grains de dévotion,
Point de nouvelle opinion ;
Vous mêlerez le tout ensemble,
Pour en prendre, si bon vous semble,
Autant le soir que le matin,
Avec un doigt de fort bon vin ;
Et verrez que cette pratique
Au médecin fera la nique !

...

CONSOLATION D'UN GOUTTEUX

—

Sydenham, le grand praticien de Westminster à qui nous devons le laudanum, déclarait qu'il n'avait pu se guérir lui-même de la goutte. Cruellement mutilé et condamné à une immobilité presque absolue, il se consolait et consolait ses

compagnons d'infortune par cette boutade restée
célèbre :

« La goutte me torture, elle me tuera peut-
être, mais j'aime mieux cette fin qu'une autre.
La mort par la goutte n'est pas une mort d'im-
bécile »

E. COUTET, Eloge de la goutte.

.˙.

UNE MÉPRISE DE MYOPES

—

Augustine Brohan, qui est myope, sortait,
avec Paul Foucher, qui ne l'est pas moins, de
l'hôtel du ministère de l'intérieur, place Beau-
vau. Il était huit heures du soir et il pleuvait.

— Quel ennui, dit la spirituelle Augustine,
ne pas avoir de voiture par un temps pareil !

— Voilà un fiacre !là-bas, dit Foucher...,
Psitt !... Psitt !...

— Je ne distingue pas bien ! dit Augustine.

— Moi, je le vois comme je vous vois !
Psitt !... Psitt !

— Allez au-devant de lui... il n'approche pas.

Les deux amis avancent. Ils traversent la
place...

— Le voyez-vous toujours ?

— Parbleu, oui, il s'est arrêté...

Enfin, la place traversée, ils arrivent dans le
faubourg Saint-Honoré.

— Le voici, dit Foucher, en ouvrant gracieusement la portière.

C'était la boutique d'un pharmacien, dont il avait vu de loin les bocaux rouges.

Eug. de Mirecourt.

.*.

TRAIT D'AUDACE

qui mit, en 1805, Passau au pouvoir des Français.

—

Un chirurgien major, N..., s'étant trop avancé, se voyait au moment d'être fait prisonnier par les avant-postes autrichiens. Il prend son parti, met un mouchoir blanc autour de son bras, pique des deux, et se présente aux portes de Passau. Il demande à parler au gouverneur. « Dans une heure, lui dit-il, notre armée sera devant votre place. Elle est si forte que vous ne pouvez espérer l'honneur d'un seul moment de résistance; et c'est pour éviter des malheurs inutiles que le général m'envoie vous prévenir de son arrivée. Il a choisi Passau pour y établir un hôpital militaire; je vous prie de m'indiquer les bâtiments où je puis organiser ce dépôt; nous n'avons, ni l'un ni l'autre, aucun moment à perdre. Veuillez promptement donner les ordres nécessaires. » Ce ton d'assurance et les rapports des éclaireurs qui annonçaient effectivement l'approche de notre armée, décidèrent le gouverneur. Persuadé qu'il sera bientôt forcé de se rendre, il évacue la place, fait retraite avec sa garnison, et laisse la ville sous le commandement du bourgmestre qui s'empresse d'en remettre les clefs au chirurgien.

*
* *

PENSÉES

—

Tant que les hommes pourront mourir, et qu'ils aimeront à vivre, le médecin sera raillé, mais payé.

La Bruyère.

—

Il n'y a qu'aux médecins qu'il est permis de tirer la langue.

—

C'est l'office du médecin de voir les tétons des nourrices.

Sganarelle.

*
* *

LE DOCTEUR ET SES MALADES

A MON MÉDECIN, LE JOUR DE SA FÊTE

Air : *Ainsi jadis un grand prophète.*

—

Saluons de maintes rasades
Ce docteur à qui je dois tant.
Mais, pour visiter ses malades,
Je crains qu'il n'échappe à l'instant.

A ces soins son art le condamne,
S'il vient un message ennemi,
Fiévreux, buvez votre tisane,
Laissez-nous fêter notre ami.

Oui, que ses malades attendent;
Il est au sein de l'amitié.
Mais vingt jeunes fous le demandent
D'un air qui pourtant fait pitié.
De Vénus amants trop crédules,
Sur leur état qu'ils ont gémi !
Eh ! messieurs, prenez des pilules,
Laissez-nous fêter notre ami.

Quoi ! ne peut-on venir au monde
Sans l'enlever à ses enfants ?
Certaine personne un peu ronde
Réclame ses secours savants.
J'entends ce tendron qui l'appelle :
Les parents même en ont frémi.
N'accouchez pas, mademoiselle;
Laissez-nous fêter notre ami.

Qu'il coule gaîment son automne,
Que son hiver soit encor loin !
Puisse-t-il des soins qu'il nous donne
N'éprouver jamais le besoin !
Puisqu'enfin dans nos embrassades
Il n'est point heureux à demi,
Mourez sans lui, mourez, malades;
Laissez-nous fêter notre ami.

BÉRANGER.

* * *

BROCA PÈRE

—

Une nuit d'hiver, froide et sombre, on frappe
à sa porte hospitalière, qui, comme celle du châ-

teau d'Avenel, « s'ouvrait toujours aux malheureux ». C'était un paysan qui venait prier
M. Broca de l'accompagner auprès d'un malade
gravement atteint, dans une localité voisine.
N'écoutant que son dévouement et son zèle,
M. Broca s'empresse de suivre ce paysan, et par
un chemin ou plutôt par un sentier inabordable à
tout autre véhicule que les jambes des piétons.

Arrivé à un écart composé de quelques maisons, le paysan s'arrête et dit phlegmatiquement
à M. Broca : « Bien merci, monsieur le docteur ;
voyez-vous, j'avais peur de venir tout seul au
milieu de la nuit dans ces parages, et j'ai imaginé
le petit mensonge d'un malade pour me faire
accompagner par vous. Merci donc pour votre
accompagnement. » Et le paysan s'enfuit, disparaît dans l'ombre de la nuit, laissant là le
pauvre confrère, fort mystifié.

Franchement, voilà qui n'est pas encourageant pour nos confrères ruraux qui, si souvent,
sont dérangés de leur repos. « Heureusement,
disait M. Broca en riant, que ce paysan peureux
ne me demanda ni ma montre ni ma bourse. »

Etonnez-vous donc maintenant que le célèbre
voyageur Mungo-Park, qui avait l'expérience de
ces deux genres de vie, préférât un voyage de
découvertes en Afrique, au métier d'errer nuit et
jour dans les cantons sauvages de son propre
pays, en qualité de médecin de village !

AMÉDÉE LATOUR.

.˙.

VÉROLE ET VARIOLE

—

Mlle Duchand, de l'Opéra, étant morte de la petite vérole: — C'est bien modeste, dit Fontenelle.

—

On demandait à Ricord si la petite vérole et l'autre étaient de la même famille?

— Elles sont sœurs, dit-il, mais non du même lit.

Nos médecins. (WITKOWSKI.)

.˙.

UN ENNEMI DE BORDEU

—

Le médecin Bordeu ne put jamais se délivrer d'une mélancolie profonde qui, jointe à une goutte vague, l'emporta au tombeau. Il eut des amis, mais il eut aussi, même parmi ses confrères, des ennemis cruels. Un d'eux lui suscita un procès déshonorant et apprenant sa mort dit: « Je n'aurais pas cru qu'il fût mort horizontalement. » — On sait que ceux qui étaient condamnés à mort par la justice étaient pendus et qu'ils mouraient verticalement.

2

***
* ***

CONSULTATION POUR UN CAS
DE STÈRILITÉ

—

Mathieu de Gradi, appelé aussi de Ferrare, Milanais de naissance, reçu docteur à Milan en 1436 et mort en décembre 1472, à Pavie, où il occupait la première chaire de l'école, fut un médecin dont la réputation s'étendait au loin. La marquise de Malespine, qui ne pouvait avoir d'enfant, lui demanda une consultation. Cette consultation la voici, telle qu'il l'écrivit pour les deux époux :

« Incipiant verbis delectabilibus et gratis, et tactibus mamillarum et partium inferiorum ut uterque corum ita disponatur, ut si possibile sit fiat eadem hora concursus seminis utriusque. Et ut clarius in telligatur, fiat adhesio cum muliere usque dum videatur esse desiderans, quod cognoscitur ex immutationi coloris oculorum ad rubedinem, et locutioni quasi videatur balbutire, et anhelitus notabiliter elevetur, semper pertractando partem, maxime quæ jacet inter annulum et vulvam : nam locus ille est delectabilis locus. Et cùm jam cognovit desiderium ejus, tunc ascendat super mulierem et exerceant ad complementum : et postquam compleverint, adhuc adhæreat vir mulieri per tempus iterum : et tandem

*amoveatur quiete ab ea ipsa semper tenente coxas
levatas et strictas per horas duas : non tamen des-
cendat nisi prius percepit corrugationem matricis,
circa membrum viri et succionem quasi seminis : quo
actu completo, quiescat mulier in lecto per tres dies,
cavendo a tussi præcipue. »*

(*Revue de littérature médicale,*
du Dr BREMOND.)

⁂

ÉPITAPHE

—

Je lisais hier, dans le cimetière de la ville de
Sarlat (Dordogne), l'inscription suivante, gravée
en lettres d'or sur plaque en marbre, à la base
d'un superbe monument :

« Ici repose L. M., âgée de treize ans, innocente victime, impitoyablement sacrifiée par les
médecins ses bourreaux. »

Gazette des hôpitaux.

⁂

POUR DIVERTIR LES ACCOUCHEURS

—

Jeune tendron, pour la première fois,
Goûtoit des fruits amers de l'Hyménée :
La pauvre enfant se crut presque aux abois,

Quand mit au jour sa trop chère lignée.
Son compagnon, qui la voyoit souffrir :
« Ma chère Agnès, lui dit-il, je te jure
Que dans la suite, aimerois mieux mourir
Qu'ainsi te faire endurer la torture. »
La dame alors, regardant son époux,
Lui repartit : « Ah! pourquoi pleurez-vous?
Quoi, ce rien-là, mon fils, vous effarouche;
Je n'ai besoin de si grande pitié.
Las! on m'a dit qu'à la seconde couche,
Le mal n'étoit si grand de la moitié. »

(Extrait des *Essais historiques, littéraires et critiques sur l'art des accouchements*, par Sue, prévôt du collége de Saint-Côme, 1779.)

LES MÉDECINS ET BALZAC

Balzac a fait une large part aux médecins dans sa *Comédie humaine;* il a peint l'obscur soldat de la science dans le *Médecin de campagne*, le médecin du grand monde dans *Despleins (Dupuytren)*, et l'homme de talent dans *H. Bianchon*.

DÉSINTÉRESSEMENT DE DUPUYTREN

La jeunesse de Dupuytren avait été des plus honorables : toute au devoir et à l'étude. Il eut, dit-on, des moments difficiles, nul ne l'entendit s'en plaindre. Saint-Simon, qui l'aimait, supposant qu'il éprouvait quelque embarras, glissa discrètement un rouleau de 200 fr. entre ses livres. Dupuytren ne s'en aperçut qu'au bout d'un instant. Il prend le rouleau et court après Saint-Simon : « Vous avez oublié chez moi cet argent ! » lui dit-il avec une dignité froide. « C'est vrai, » répond Saint-Simon, et il reprend son argent sans insister, comme un homme qui comprend tout ce qu'il y a de noble fierté dans le refus de Dupuytren. Mais s'il refusait l'argent des autres, il sut au moins, plus tard, faire un généreux usage de sa fortune. Il donna 50,000 fr. à Pierrebuffière, sa ville natale, pour l'établissement d'une fontaine. Il créa, par un don de 200,000 fr., la chaire et le Musée d'anatomie pathologique. Il n'avait pas attendu la fin de sa vie pour offrir un million à Charles X exilé.

Le Médecin.

.·.

UNE ANNONCE

—

Plus de sourds !
On vient d'inventer un nouveau pavage en bois grâce auquel ils seront tous écrasés.

2.

.
. .

MORT DU PROFESSEUR LORAIN

—

M. le Dr Lorain était propriétaire d'un immeuble situé rue du Faubourg-Saint-Antoine, n° 180. Un de ses locataires n'avait pu, le 8 octobre, payer son terme, et, par surcroît de malheur, était alité, atteint d'une maladie grave. Apprenant ce dernier détail, le Dr Lorain, le matin même de sa mort, avait résolu d'aller voir le malade, disant : « Il faut que j'aille un peu savoir de quoi il s'agit; si je n'y allais pas, ce pauvre homme croirait que je lui en veux d'être en retard. »

C'est en arrivant chez son locataire que le Dr Lorain a été foudroyé par l'apoplexie.

.
. .

LE SPECULUM STOMACAL

—

Un de nos plus habiles praticiens, raconte-t-on, passait, ces jours-ci, une femme au spéculum. L'exploration terminée, il allait retirer l'instrument, lorsqu'il se sent légèrement toucher le coude : « Pardon, docteur, dit la patiente; mais voilà longtemps que je me sens des douleurs dans l'estomac. Pendant que vous y êtes, ne pourriez-vous pas me dire ce qu'il y a ? »

CHEZ LE DENTISTE.

—

— Vite, monsieur, débarrassez-moi de cette dent, qui me fait souffrir le martyre.

— Pardon, monsieur, je n'arrache jamais une dent qu'après avoir acquis la douloureuse conviction que je ne puis la guérir. Il faut donc que j'examine d'abord...

— Eh bien, examinez, mais faites vite.

Après un examen des plus longs et des plus minutieux, le dentiste s'éloigne de trois pas du patient, et après lui avoir fait un profond salut :

— Je suis forcé de vous la demander !

SONNET EN L'HONNEUR DE CINTRAT

—

Un enfant va mourir, oppressé par l'angine.
Un savant (c'est Cintrat), sur sa couche incliné,
S'efforce d'insuffler de l'air dans sa poitrine...
Horreur ! Il s'inocule un germe empoisonné !
Stoïque, un seul penser maintenant le domine :
Éloigner tous les siens d'un foyer gangrené.
Ce soin pris, il attend. La mort était voisine ;
Elle ferma les yeux au martyr couronné.
Héros et conquérants, vantez votre vaillance !
Cintrat n'ignorait point qu'il risquait l'existence :
Savant, il a péri pour un enfant obscur.
Père, il donne sa vie au rejeton d'un autre.
Médecins, sectateurs de l'héroïsme pur,
Il n'est pas de courage aussi grand que le vôtre !

BOURGOINT-LAGRANGE.

.
. .

RECOMMANDATION IMPORTANTE

POUR LES MÉDECINS
CHARGÉS DE CONSTATER LES NAISSANCES

—

Si jamais un commerçant signait, par habitude, avec sa raison sociale, l'acte de naissance de son rejeton, Blanchemin et Cie par exemple, il faudrait bien se garder de lui faire entrevoir la possibilité d'une collaboration.

.
. .

PLUS D'APLOMB QU'UN DENTISTE

—

Un dentiste venait de recevoir une rétribution qu'il considérait comme insuffisante. Il demanda ironiquement au client si les honoraires perçus étaient pour son domestique? — Non, monsieur, reprit celui-ci, c'est pour vous deux !

.
. .

PHENOMÈNE DE L'HÉMATOSE

—

Lorsque le sang, chassé par de puissants ressorts,
Du cœur de l'homme a jailli comme l'onde,
Il va roulant sa pourpre vagabonde
Par les mille canaux qui sillonnent le corps;
De toutes parts, il anime, il féconde,

Donne aux pieds la vigueur et la splendeur aux yeux,
Et du cerveau caché sous une voûte ronde,
Fait sortir la pensée en éclairs radieux ;
Puis lorsqu'il sent mourir sa chaleur souveraine,
Et qu'il rentre aux poumons, noir, sans force et malsain.
    L'air, le grand air de sa vivante haleine,
Comme le vieil Eson le rajeunit soudain :
Et tout renouvelé par l'élément divin,
    Riche de sève et fort de nourriture,
Voilà qu'il redescend dans l'édifice humain,
Avec une substance et plus rouge et plus pure.
Ainsi l'âme se meut au corps de l'univers ;
Ainsi l'âme l'inonde et passant au travers,
D'innombrables beautés constelle sa surface ;
Ainsi l'âme envahit et féconde l'espace,
    Brille dans l'air en sublimes flambeaux,
Éclate en masse d'or, en fleurs, en animaux,
Et communique à tout la puissance et la grâce ;
Ainsi, l'âme, perdant sa chaleur efficace,
Et sentant décliner la force de son feu,
      Remonte d'elle-même
Au foyer primitif, à la source suprême.
Et va se retremper au grand souffle de Dieu.

Aug. Barbier. *(Ch. civils et religieux.)*

.•.

LES EXTRÊMES SE TOUCHENT

—

Copié à la devanture d'une pharmacie de la
rue Turbigo :
      Pâte pectorale,
Seringues, clyso-pompes, irrigateurs
Et autres appareils d'allaitement.

.˙.

SANS OPINIONS POLITIQUES

—

On cause politique.

« — Moi, dit B..., je n'ai pas d'opinions ; au moins, je ne les ai jamais manifestées ; je n'ai jamais crié : « vive » personne !

« — Tiens, parbleu, vous êtes médecin. »

Gaulois.

.˙.

A L'HOPITAL

—

Un malade :

— Ah ! mon Dieu ! mon Dieu !

La bonne sœur (jolie et affable) :

— Que lui voulez-vous au bon Dieu, mon ami ? Dites-le-moi, vous savez que je suis sa fille...

Le malade, avec conviction :

— Oh ! je voudrais bien être son gendre

Le Carillon.

.˙.

UN CHIRURGIEN DISTRAIT

—

Le Dr X..., chirurgien d'hôpital, se laissait souvent absorber par les opérations qu'il exécutait.

Un jour, il fait venir à l'amphithéâtre un enfant chez lequel il soupçonnait la présence d'un calcul vésical. On chloroforme le patient qui s'endort ; il laisse échapper quelques flatuosités au moment où l'opérateur procède à l'introduction de sa sonde. Pendant ce temps, l'expulsion des gaz continuait et bientôt les auditeurs voient apparaître un bol fécal s'allongeant, comme un serpent grisâtre sur le drap, et répandant un parfum des plus désagréables pour l'odorat. Mais l'opérateur, tout entier à son exploration, tournait et retournait sa sonde dans tous les sens, et murmurait tout bas : — C'est singulier, je ne sens rien, je ne sens rien ! Puis entendant les rires étouffés de l'assemblée, il vit bientôt la cause de cette hilarité.

*
* *

INCIDENT D'UN CONCOURS D'AGRÉGATION

—

Tardieu était en chaire et Bouchardat l'argumentait sur un passage de sa thèse, traitant d'une question d'hygiène : — Monsieur, lui dit le célèbre pétrisseur de gluten, avec cette voix rauque et gutturale que vous lui connaissez, vous parlez des tonneaux de vidange comme si vous n'en aviez jamais vu !...

— Je n'en ai jamais vu ! s'exclama Tardieu avec une sainte indignation, je n'en ai jamais vu !!... mais j'en ai vu... comme je vous vois !

Nos médecins, Dr WITKOWSKI.

UN PORTRAIT PEU FLATTÉ

—

Dans Florence jadis vivait un médecin,
Savant hâbleur, dit-on, et célèbre assassin.
Lui seul y fit longtemps la publique misère :
Là, le fils orphelin lui redemande un père ;
Ici, le frère pleure un frère empoisonné.
L'un meurt vide de sang, l'autre plein de séné ;
Le rhume à son aspect se change en pleurésie,
Et par lui la migraine est bientôt frénésie.
Il quitte enfin la ville en tous lieux détesté.
De tous ses amis morts, un seul ami resté,
Le mène à sa maison de superbe structure ;
C'était un riche abbé, fou de l'architecture.
Le médecin d'abord semble né dans cet art ;
Déjà de bâtiments parle comme Mansard ;
D'un salon qu'on élève il condamne la face ;
Au vestibule obscur il marque une autre place ;
Approuve l'escalier tourné d'autre façon.
Son ami le conçoit, et mande son maçon.
Le maçon vient, écoute, approuve et se corrige.
Enfin, pour abréger un si plaisant prodige,
Notre assassin renonce à son art inhumain,
Et désormais la règle et l'équerre à la main,
Laissant de Galien la science suspecte,
De méchant médecin devient bon architecte.

Son exemple est pour nous un prétexte excellent :
Soyez plutôt maçon si c'est votre talent,
Ouvrier estimé dans un art nécessaire,
Qu'écrivain du commun et poëte vulgaire.

BOILEAU.

LE MÉDECIN DE CAMPAGNE

—

Reçu d'hier, il a quitté la ville,
Pour exercer dans un hameau lointain.
Au fond d'un bois est un modeste asile ;
C'est là que doit s'écouler son destin.
Dans l'avenir qui pour lui s'inaugure,
Voit-il briller de l'argent, de l'honneur ?
Non, car sa vie est à jamais obscure.
Mais un pays bénira son Docteur.

Le voyez-vous sous la neige, à la pluie,
Par la campagne affronter les frimas ?
Qu'un homme souffre, et du froid il oublie
L'âpre rigueur, quand on l'attend là-bas.
Mais, en revanche, on guette son passage,
Chacun s'incline, et d'un bonjour flatteur
Le saluera quand il rentre au village,
On dit déjà : c'est notre bon Docteur.

De grand matin, il quitte sa demeure.
A ses clients il se doit tout entier.
Il partira nuit et jour, à toute heure,
Car le malade est un dur créancier.
A son sommeil que de fois on l'arrache :
« Monsieur, ma femme expire de douleur,
Mon enfant souffre et gémit sans relâche ! »
Pas de repos pour le pauvre Docteur.

Aussi parfois ses yeux s'appesantissent,
Au coin du feu, de fatigue accablé,
Et devant lui des images se glissent,
Doux souvenir d'un temps vite écoulé.
Le mot Paris résonne à son oreille,
Il voit au loin un mirage enchanteur.
Mais c'est un songe, et triste il se réveille :
Que de regrets pour le pauvre Docteur !

Quand un fléau traverse le village,
Aux paysans prodiguant ses secours,
Comme un marin qui fait face à l'orage,
Sans hésiter, il va risquer ses jours.
Au conquérant on dresse une statue,
Et l'on oublie, hélas ! le bienfaiteur.
L'oubli pour lui, mais la gloire à qui tue,
L'homme est-il juste, ô mon brave Docteur ?

Aux moribonds glisser quelque espérance,
Le corps et l'âme au Docteur ont recours,
En médecin adoucir leur souffrance,
Et comme ami, les consoler toujours.
Par des bienfaits mesurer tes journées,
Aux cœurs ingrats opposer un grand cœur ;
Atteindre ainsi le déclin des années,
Voilà ta vie, ô mon brave Docteur.

Courage donc ! plus la tâche est pénible,
Et mieux on fait, quand on sait la remplir.
Aux coups du sort montre une âme insensible,
Fais ton devoir sans jamais défaillir ;
Et de tes jours quand finira la somme,
Les paysans se diront : Quel malheur !
Il a vécu comme un brave et digne homme,
Dieu fasse paix à notre vieux Docteur.

Dr E. TILLOT.

* *
*

IMPROVISATION

—

Alexandre Dumas fils dinait à Marseille chez le Dr Gistal, une des célébrités médicales du pays.

— Mon cher ami, lui dit l'amphitryon en passant au salon pour prendre le café, on dit que vous improvisez comme un ange; honorez donc, s'il vous plait, mon album d'un quatrain de votre façon.

— Volontiers, répond le poëte.

Et, sortant un crayon, il écrit sous les yeux de son hôte, qui le suit du regard :

> Depuis que le docteur Gistal
> Soigne des familles entières,
> On a démoli l'hôpital...

— Flatteur! fit le docteur en l'interrompant. Mais Dumas fils ajouta :

> Et l'on a fait deux cimetières.

* *
* *

LE STYLE, C'EST L'HOMME

—

« Galilée, messieurs, a trouvé les lois du pendule; Newton, celles de la gravitation; Papin, la puissance de la vapeur; Diderot, la transfor-

mation des forces; Harvey, la circulation du
sang; Laennec, l'auscultation; Volta, l'électri-
cité; Renaudot, le journalisme; et moi, moi,
messieurs, le plessimètre! Quels génies! mes.
sieurs, quels génies! »

Piorry.

.•.

TRAITEMENT CHIRURGICAL
DE LA DIARRHÉE

M. Velpeau avait dans son service un pauvre
diable atteint d'une tumeur blanche suppurée de
l'articulation du genou, qui était pour ce malade
la cause d'une diarrhée incoercible. Le membre
était perdu, l'amputation fut pratiquée, et en
raison de l'axiome *sublata causa*, etc., l'intestin
revint à de meilleurs sentiments et se reposa de
ses fatigues passées.

Quelques jours après l'opération, l'éminent
chirurgien, en montrant le malade aux élèves
qui le suivaient, leur dit avec cette bonhomie
narquoise qui le caractérisait :

— Voyez, messieurs, comme l'amputation
d'un membre coupe net une vieille diarrhée.

Un médecin étranger débarqué de la veille,
recueillait religieusement chaque parole du professeur, et fut frappé de ce beau résultat. Après
la visite, il s'approcha de M. Velpeau et lui dit
avec un sérieux tout britannique :

— Monsieur, j'ai dans mon pays un malade atteint depuis quinze mois d'une diarrhée qui l'épuise; j'ai inutilement employé bien des moyens pour l'en débarrasser, si je lui coupais un membre?

Dr JOULIN.

AMÉNITÉS CONFRATERNELLES

Lisfranc, chirurgien de la Charité, appelait Dupuytren, son collègue à l'Hôtel-Dieu, le *grand boucher du bord de l'eau*, et celui-ci qualifiait son confrère d'*assassin de la Charité*.

Lors de son concours d'agrégation, Malgaigne commença son argumentation sur la thèse de son collègue R....., par cette phrase : « Monsieur, j'ai lu attentivement votre thèse, et je suis bien aise de vous dire que j'y ai trouvé beaucoup de bon et de nouveau... mais je regrette d'avoir à ajouter, que le bon n'est pas nouveau et que le nouveau n'est pas bon. »

RÉFLEXION D'UN INFIRMIER

Pas gai du tout d'être infirmier : on voit trop de visages à l'envers.

Le voleur des Écoles.

.**.

ÉCHO D'EXAMEN

—

Le professeur (*montrant au candidat un bocal contenant des feuilles desséchées*) : « Connaissez-vous cette plante? On en fait une consommation énorme... Vous-même, vous en consommez une bonne part tous les jours.

L'étudiant. — C'est de l'absinthe!

Le professeur. — Non, c'est du tabac.... Passons à une autre question... Quelle est la plante la plus utile à l'homme?

L'étudiant. — C'est la plante des pieds.

Le professeur. — Et quelle est cette plante?

L'étudiant. — C'est l'oignon.

.**.

HOPITAL

—

Des enfants qui souffraient, parce qu'ils étaient nés ;
Des femmes qui mouraient, pour les avoir fait naitre ;
Des hommes qui criaient ainsi que des damnés,
Et qui voulaient la mort, afin de ne plus être ;
Des vieillards qui trainaient, mornes, abandonnés,
Le néant dans le cœur, le néant dans la tête,
Le long des tristes murs les débris de leur bête :
— Quand je sortis de là, j'allai je ne sais où ;

Je marchai, le cerveau malade, à l'aventure ;
Je regardai sans voir, comme ferait un fou.
Le ciel, les arbres verts, bercés dans le murmure
D'un matin de printemps, et restai tout le jour
Le front baissé, cherchant à comprendre où nous
                                 [sommes,
Dédaigneux du soleil et méprisant l'amour,
Oubliant tout, hormis la misère des hommes !

Melancholia, HENRI CAZALIS.

ÉPITAPHE D'UN APOTHICAIRE

—

Ci-gît qui, pour un seul écu,
S'agenouillait devant un c..

L'ORDRE ALPHABÉTIQUE

—

A son premier concours au bureau central des hôpitaux, Maisonneuve obtint, ainsi que plusieurs candidats, le maximum des points. En présence de ces nombreux *ex æquo*, le jury, qui n'avait à pourvoir qu'à la vacance d'une seule place, décida qu'il s'en rapporterait à l'ordre alphabétique. Le Dr B... fut donc élu. Maisonneuve, fortement piqué de ce procédé, apostropha M. B... et lui dit assez haut pour être entendu des juges :

— Voyez à quoi tient la destinée ! Dire que si je m'appelais Ane, je serais reçu avant vous !

Nos médecins, D^r W.

.•.

GUÉRI DU BÉGAYEMENT

—

Voici un fait dont j'ai été le témoin. Je me trouvai un jour, dans ma jeunesse, à un bal donné par un médecin célèbre par ses succès contre le bégayement, et qui a rendu de très-grands services à l'art de la parole par ses travaux théoriques. Je me trouve en face d'un de mes anciens camarades de collège.

— Ah! ah! c'est toi... me dit-il! Te te... ra...ra...ra...rappelles-tu comme je bé...bé... bé...gayais au collège?

— Oui.

— Eh bien... je suis venu... trouver M. Co... co...co...lombat (c'était notre amphitryon) et depuis ce moment je suis tout à fait gué...gué... gué...ri!

Ce souvenir m'a toujours rendu un peu incrédule à l'endroit des bégayeurs qui ne bégayent plus.

LEGOUVÉ, De l'art de la lecture.

.•.

ORFILA BÈGUE

—

Dans sa jeunesse, Orfila commit une faute : son père voulut le corriger, mais il le fit avec emportement et d'une manière barbare. L'enfant s'endormit en pleurant; le lendemain il bégayait horriblement, et, loin de s'amender, le mal allait toujours en s'aggravant. Le Dr Séguier fut consulté; il ne trouva rien de mieux à faire que d'envoyer le jeune garçon chanter au lutrin. Pendant huit mois Orfila suivit tous les exercices religieux; il s'unissait au clergé et chantait de tout cœur. Après trois mois il y eut une amélioration notable, puis une guérison complète.

« Que de fois je me suis demandé, disait Orfila, ce que je serais devenu avec une pareille infirmité, moi qui ai dû presque tous mes succès au professorat ! »

F. Dubois, d'Amiens.

.•.

CLAMART

Lecteur, as-tu le nerf olfactif cuirassé ?
Es-tu brave ? As-tu peur d'un mort violacé ?
Et les âpres parfums des chairs décomposées
A ton frêle estomac donnent-ils des nausées ?
Alors, ne nous suis pas ; nous entrons à Clamart.

Dans un coin de Paris, non loin du boulevard
Saint-Marcel, dos à dos avec des tanneries
Qui mêlent leurs senteurs fortes de peaux pourries
Aux puantes odeurs de nos dissections,
Se dressent, isolés, quatre grands pavillons
Tout autour d'un jardin aux banales pelouses.

3.

Entrons-y bravement. Les carabins, **en** blouses,
Et par groupes de cinq, assis modestement
Sur des siéges en bois, dissèquent en fumant;
Les cadavres, tout nus sur la table sanglante,
S'étalent l'œil vitreux, la bouche grimaçante.
Le crâne ouvert et vide, un billot sous le cou,
Ils sont là tout pourris et verdâtres par plaques;
La graisse qui se fond forme de larges flaques
D'un liquide jaunâtre au-dessous de la peau.
Puis, venus on ne sait d'où, dévorant troupeau,
Par centaines, les vers grouillent sur les chairs vertes.
Le sang s'est écoulé par les veines ouvertes,
Mouchetant de caillots noirs les muscles roidis.

Et les gais carabins, aux refrains dégourdis,
D'un air indifférent, fouillent ces pourritures,
Et les membres, bâillant par d'énormes coupures.
Montrent leurs ligaments nacrés, leurs tendons blancs,
Leurs périostes nus, et les tissus sanglants
Où la fibre en bouillie et les artères vides
Confondent, écœurants, leurs puanteurs liquides.

. . . .
Mais déjà le soleil, de ses derniers rayons
Eclaire obliquement le toit des pavillons,
La cloche au son fêlé dans l'air soudain nasille.
Et dans le vieux jardin où le pinson babille
Les carabins s'en vont, par bandes, devisant...
Ami lecteur, faisons comme eux, allons nous-en.

Extrait de la Journée d'un carabin,

Par PIERRE INFERNAL.

*
* *

SUR LE FORCEPS A AIGUILLE
A M. Tarnier.

—

..... Laissez-moi vous pousser un dernier argument contre votre forceps.

La belle humeur est saine, si elle n'est pas savante. Elle exclut toute idée de fiel. D'ailleurs le rire est bien français. L'âne, de tous les animaux, est le seul toujours grave.

Vous allez trouver mon argument très-faible, il me fait manquer aux lois de la rhétorique, mais il n'est pas de moi. Son auteur était impartial et sans idées préconçues sur le mérite des forceps de Levret et de Tarnier. Il ne les connut jamais, étant mort en 1711. C'est son excuse. Et pourtant ce grand classique, Boileau, avait dit déjà dans un vers prophétique :

Rien n'est beau que *Levret, Levret* seul est aimable.

Si vous vous en relevez !
Je vous serre bien affectueusement la main.

Professeur Pajot.

*
* *

PIQUÉ AU JEU

Un spécialiste bien connu manquait à la chasse tout le gibier qu'on lui indiquait ; découragé, son hôte, en voyant surgir un lapin, se hâta de s'écrier : « Docteur, un client ! » — Ces mots étaient à peine prononcés que le quadrupède mordait déjà la poussière.

LE DOCTEUR DEPAUL

AU

BRÉSIL

—

Un événement vient de se passer qui prouve que la France remporte encore des victoires... Le voyage de M. le professeur Depaul, mandé au Brésil pour l'accouchement de la princesse impériale, démontre que nous n'avons pas abdiqué toutes les suprématies et que nous sommes toujours les premiers sur le terrain scientifique, — un terrain qui vaut bien un champ de bataille !

J'ai eu l'honneur de rencontrer M. Depaul, débarqué il y a trois jours... Avec l'éloquente clarté qu'il met au service de ses moindres récits, l'aimable savant m'a parlé de son voyage et m'a tenu sous le charme de sa parole, que subissent tous ceux qui l'approchent.

On savait à Rio-Janeiro qu'il devait présider aux couches de la princesse et le corps médical indigène avait vu, avec dépit, l'héritière du trône faire appel aux lumières d'un étranger. La presse brésilienne s'était élevée contre cette détermination. Les plus ardents la qualifiaient d' « antipatriotique ».

Au premier abord, on se sent quelque indulgence pour cette indignation. On conçoit que les médecins de Rio aient envié à un Français la gloire de mettre au monde celui qui régnera un jour sur leurs enfants. Mais certains événements qui ont précédé les couches impériales auraient dû les faire renoncer à leur louable désir, et leur patriotisme même eût dû les rendre plus tolérants. La comtesse d'Eu qui, au bout de neuf ans de mariage, avait la douleur de n'avoir pas d'enfants, était devenue grosse après avoir suivi un traitement prescrit par le Dr Depaul. Elle quitta Paris pour aller faire ses couches au Brésil, où, après des souffrances inouïes, elle mit au monde un enfant mort. Il serait injuste d'attribuer ce malheur à l'inexpérience de l'accoucheur qui l'assista, mais enfin, cet accident suffit à excuser certaines appréhensions et à justifier la sollicitude exagérée de l'empereur qui ratifia le choix du Dr Depaul pour une seconde délivrance.

Quand l'illustre professeur arriva, il se vit l'objet d'une froideur générale. Les gazettes se montrèrent moins que bienveillantes à son endroit et il lut des sentiments hostiles sur tous les visages de l'entourage de Leurs Altesses. Voulant mettre tous les torts du côté des opposants, M. Depaul s'en fut visiter les médecins de la cour et réclama même leur aide pour le jour de l'enfantement... Mais quand la nouvelle des premières douleurs se répandit, personne n'apparut et M. Depaul se trouva seul au chevet de son auguste cliente.

Ce fut un accouchement laborieux, — un accouchement qui nécessita l'application du forceps... Rien n'était, paraît-il, plus navrant que l'émotion du comte d'Eu, fils du duc de Nemours et mari de la princesse.

— Jamais je n'ai vu ménage plus tendre et plus uni, me disait à ce sujet le Dr Depaul, ils s'aiment comme des bourgeois...

Anxieux, agité, une sueur froide au front, le comte arpentait le salon voisin de la chambre de sa femme. Il venait à chaque instant baiser sa main et lui recommandait — sans qu'il en fût besoin — d'être courageuse. Et puis il sortait, revenait, interrogeait à toute minute le docteur qui, sans être trop rassuré, lui donnait les meilleures espérances.

Enfin, après treize heures de souffrances, la princesse mit au monde un enfant dont la taille et la puissance avaient coûté tant de douleurs à sa mère. Il pesait près de 12 livres ! Mais l'envie ne vint point d'admirer ce robuste nouveau-né... Il ne donnait aucun signe de vie et resta plus d'une heure inerte et asphyxié. M. Depaul parvint, en lui insufflant de l'air, de bouche à bouche, à donner la vie à ce cadavre — aujourd'hui le plus beau et le plus vivant des babies !

L'accoucheur officiel de la cour était cependant arrivé vers la fin, et telle est la puissance du talent et du sang-froid — que ses sentiments de rancune et son dépit disparurent devant le zèle, la présence d'esprit et l'adresse de M. Depaul.

La nouvelle de cet accouchement anormal si heureusement terminé, se répandit par la ville; et voilà, dans l'opinion publique, un revirement complet! Les médecins, les journaux, les courtisans, tout le monde exalta celui qui était conspué la veille, et le savant reçu d'abord avec des moues dédaigneuses, fut flatté, adulé, chanté sur tous les tons. Les Académies lui envoyèrent des couronnes, des députations. Des banquets s'organisèrent dont la présidence lui fut offerte.

— Après l'événement, me disait M. Depaul, mon appartement ne désemplit pas du matin au soir, et je fus obligé — malgré ma détermination contraire — de donner des consultations... En moins de huit jours on déposa, en piastres, plus de 15,000 francs sur mon bureau!

Telle est la triomphante expédition de notre éminent professeur. Il passa deux semaines au Brésil, et fut pendant quarante-deux jours en mer. Ses deux traversées s'effectuèrent sans encombres.

— Je trouvais le temps un peu long, me disait-il, surtout après mon métier d'accoucheur, et ce n'est pas sur des matelots que je pouvais m'entretenir la main!... Je pus tromper mes heures d'ennui par la lecture et surtout par mes entretiens avec les officiers du bord, qui ont été, autant sur l'*Orénoque* que sur *la Gironde*, d'une amabilité et d'une complaisance rares. Durant la traversée du retour, on mit à contribution mes connaissances d'anatomiste. Voici comment : nous pêchions le requin. L'un de ces terribles animaux, dans lequel nous avions, en vain, logé une douzaine de balles quand il apparaissait à fleur d'eau, put enfin être harponné. Je le disséquai.

Jamais autopsie ne fut plus fertile en incidents imprévus... Figurez-vous que j'ai trouvé, dans les flancs du monstre, trois cornes de bœuf mesurant 50 centimètres de hauteur et une boîte de ferblanc, non dessoudée, qui contenait vingt livres de conserve de mouton ! Les requins suivent les navires, et quand on abat un bœuf pour la consommation de l'équipage, on jette à la mer la peau du ruminant avec sa tête et ses cornes. La dimension de la gueule du requin lui permet d'avaler le tout d'un seul coup. Quant à la boîte de conserve, elle a dû être happée par la vorace bête aussi facilement que nous gobons une huître. Au surplus, si vous voulez venir chez moi, je vous montrerai cette mâchoire : je l'ai préparée et conservée.

Cette après-midi, à deux heures, je considérais ces mandibules effrayantes. Elles représentent, ouvertes, un cercle qui a un demi-mètre de diamètre. Le pourtour est garni, en nombre infini, de dents aiguës, qui se couchent sur la muqueuse intérieure dans la direction de l'arrière-bouche, comme les papilles de la langue du chat. Cette armature explique comme quoi la proie du requin entre si aisément dans sa gueule et en sort si rarement.

— Voyez, me dit le docteur en me coiffant de ce cercle formidable, votre corps y passe !

Et en effet, le cercle descendit jusqu'à mes pieds sans avoir effleuré mes habits.

J'avoue que durant l'expérience, j'éprouvais une certaine satisfaction à penser que j'avais affaire à une mâchoire privée de son propriétaire !

ADRIEN MARX. *Figaro*, 1ᵉʳ déc. 1875.

*
* *

LE REQUIN ET L'ACCOUCHEUR

—

Pendant qu'un vaisseau menait
L'accoucheur à sa pratique,
Un requin se promenait
Dans les flots de l'Atlantique.
Au monstre on lance un harpon,
Il mord et l'accoucheur tire ;
Quand la bête est sur le pont
(C'est le requin, veux-je dire),
L'accoucheur, l'ayant disséqué,
Trouve au fond de sa poitrine
Ces mots conservés dans une boîte à sardine :
« *Notre forceps n'est pas celui du coin du quai.* »

MORALE.

De ceci, la morale apprend aux bonnes âmes
Qu'un tocologue, habile en l'art de ces réclames,
Vainqueur du périné, du requin triomphant,
Sait tirer des profits de la mer et l'enfant.

.˙.

RICORD ET LA MARQUISE DE X...

Le célèbre praticien reçut un jour dans la rue le salut d'une dame qu'il ne reconnut pas d'abord, mais qu'il jugea devoir être une de ses clientes; grand coup de chapeau du Dr R... A quelques pas de là, le vent follet qui se joue d'ordinaire au carrefour des rues Saint-Sulpice et de Tournon, surprit de telle sorte la femme élégante dont il s'agit, qu'un faux pas, une chute et un bouleversement de toilette assez important, en furent la conséquence. Le Dr R... se retournait au même instant, peut-être pour parachever un diagnostic incertain, lorsque voyant s'étaler au grand jour cet autre visage de sa cliente qui ne lui était pas aussi étranger que le premier, il s'écria : «Ah! mon Dieu, c'est la marquise de X...! »

.˙.

UNE COMPARAISON

« La mort, disait le professeur X..., est un huissier; les maladies sont des assignations. — Une première attaque d'apoplexie est un avertissement sans frais; la seconde est une contrainte; la troisième une saisie exécutoire. »

AU BAS D'UN PORTRAIT DE MÉDECIN

Conseiller dégommé, professeur accablant,
Chéri des hommes noirs que Jules Ferry crosse...
Ne vous étonnez pas s'il est peu ressemblant,
Il n'est pas fait d'après la bosse.

UNE ENVIE !

La femme du Dr Hamberger étant enceinte, et revenant un jour du marché avec des œufs, entra dans le cabinet de son mari en soupirant ; le médecin attendri lui demande quelle est sa peine : elle avoue, en lui montrant les œufs qu'elle vient d'acheter, qu'elle est tourmentée du désir irrésistible de les lui casser l'un après l'autre sur la face. Le docteur aimait sa femme, et craignant les suites d'un refus, il s'enveloppa le visage, et la laissa faire.

LES DEUX JUMEAUX

AIR : *Femmes, voulez-vous éprouver ?*

Dans l'intérieur d'un utérus,
Pour deux bien étroite demeure,
Se trouvaient un jour deux fœtus,
Qui d' leur naissanc' touchaient à l'heure
Le premier d'eux, la tête en bas,
Fait signe à l'autre de le suivre,
Et le serrant dans ses deux bras,   *bis.*
Lui dit : « Qu'on est heureux de vivre !

« Pour nous, ici, point de souci ;
Tout nous arrive en abondance,
Quel joli mond' que celui-ci,
Et quelle charmante existence !
On nage si bien dans ces eaux.
Regarde comme je me livre
Au bonheur d'aller sur le dos.
Frère, qu'on est heureux de vivre ! »   } bis.

Le second, dont la tête au ciel
Toujours dressée est moins légère,
Lui répond : « Quel heureux mortel !
Vrai, j'admire ton caractère ;
Tu ris de tout comme un enfant,
Et de plaisir un rien t'enivre.
Moi je regrett' d'être vivant.
Ah ! qu'on est malheureux de vivre !   } bis.

« Ici nous sommes en prison,
Vois un peu quel étroit espace !
Je me cogn' la tête au plafond,
Dans tes pieds mon nez s'embarrasse ;
Si je veux faire un mouvement,
Mon cordon se met à me suivre.
Etre attaché ! quel amus'ment !
Ah ! qu'on est malheureux de vivre !   } bis.

Ils étaient là d' leur entretien,
Quand tout à coup l'utérus tremble.
L'onde s'agite, avance et r'vient,
Puis s'écoulant les laisse ensemble.
Ils sont à sec ; plein de frayeur,
Le premier vain'ment veut poursuivre :
Il plonge en criant : « Quel malheur !
Ah ! nous allons cesser de vivre. »   } bis.

Son frère essaye de tirer
Sur ses pieds, effort inutile !
De colère il veut s'étrangler,
Et casse son cordon fragile.

Mais vient son tour, on le saisit.
Il pivote comme un homme ivre
En criant : « J'vais mourir aussi !
Dieu ! quel bonheur d'cesser de vivre ! »   } *bis*

Dans le premier de ces enfants,
Je vois déjà poindre la race
De ces ventrus toujours contents,
En quelque endroit que l' sort les place.
L'autre, à l'étroit dans l'utérus,
Veut à tout prix qu'on l'en délivre.
Mais que d' gens sont toujours fœtus,   } *bis*.
Et ça n' les empêch' pas de vivre.

Dr TILLOT.

.*.

UNE DES LIBÉRALITÉS
DE P. C. A. LOUIS

Parmi les nombreux traits de générosité qui eussent fait la gloire de M. Louis, si sa modestie n'avait rigoureusement imposé autour de lui le secret et le silence, un seul a transpiré hors du cercle intime : je crois pouvoir le divulguer sans manquer à une mémoire qui m'inspire le plus profond respect. C'était vers 1840; dans un de ces épanchements que M. Louis savait faire naître par sa bienveillante affabilité, un de ses élèves les plus distingués lui avoua que tout en ayant conçu et préparé le plan d'un ouvrage considérable sur la médecine, il ne pouvait entreprendre le travail de rédaction, parce que, chaque jour, il lui fallait assurer le pain du lendemain. Immédiatement, M. Louis offrit à son interlocuteur **d'avancer** toutes **les** sommes qu'il demanderait jusqu'à l'époque de la publication.

Dès son apparition, le livre obtint un grand et légitime succès, et l'auteur prit une place honorable parmi les praticiens de Paris. L'élève a précédé le maître dans la tombe : aussitôt M. Louis, repoussant les offres de remboursement, détruisit toutes les pièces que, par délicatesse, il avait acceptées et gardées comme titres de créance. Il consommait ainsi l'abandon d'une somme de vingt mille francs environ (1).

ORFILA, neveu.

LE LAIT D'ANESSE

Ce lait n'est en réputation en France que depuis François Ier, et voici comment l'usage s'en est introduit. Ce monarque se trouvait très-faible et très-incommodé ; les médecins ne purent le rétablir. On parla au roi d'un juif de Constantinople qui avait la réputation d'être très-habile médecin. François Ier ordonna à son ambassadeur en Turquie de faire venir à Paris ce docteur israélite, quoi qu'il pût en coûter. Le médecin juif arriva, et n'ordonna pour tout remède que du lait d'ânesse. Ce remède doux réussit très-bien au roi, et tous les courtisans

(1) L'ami ainsi obligé était Valleix, et l'ouvrage publié, son remarquable *Guide du médecin praticien*.

des deux sexes s'empressèrent de suivre le même
régime, pour peu qu'ils crussent en avoir besoin.

—

Par sa bonté, par sa substance,
Le lait de mon ânesse a refait ma santé;
Et je dois plus en cette circonstance
Aux ânes qu'à la Faculté.

LA VIRGINITÉ DE JEANNE D'ARC

—

Fut icelle Pucele baillée à la roine de Sicile
(Yoland d'Aragon) mère de la roine notre souveraine dame, et à certaines dames étant avec
elle, dont étoient les dames de Gaucourt et de
Fienes; par lesquelles icelle pucele fut visitée es
parties secretes de son corps. Et après qu'elles
eurent vu et regardé tout ce qui requis étoit en
ce cas, ladite dame dit au roi, qu'elle et ses
dames trouvoient certainement que c'étoit une
vraie et entière pucele, en laquele ne paroissoit
aucune corruption ou violence. (Villaret, t. VII,
p. 404. — Note.)

L'AVARE ET LE CLYSTÈRE

—

Harpagon est malade. Or, Purgon lui fait prendre
Un clystère, et lui dit ensuite : — Il faut le rendre!
— Jamais! fait l'autre entre ses draps.

MORALITÉ.

L'avare meurt, mais ne rend pas.

***

LA THÉRAPEUTIQUE SIMPLIFIÉE

—

Il n'est pas un élève qui ne connaisse le fait de Bosquillon, médecin de l'Hôtel-Dieu, qui, en entrant un matin dans sa salle, se mit à dire aux étudiants accourus à sa clinique :

— Que ferons-nous aujourd'hui? Tenez, nous allons purger tout le côté gauche de la salle et saigner tout le côté droit.

RASPAIL.

***

UNE RAGE DE DENTS

—

Faut-il que le mal de dents soit douloureux! M. X... est pris d'une rage en chemin de fer, il se tord, il se contorsionne.

— Ah! dit-il à un de ses amis qui voyageait avec lui, si j'avais seulement un peu de coton pour ma dent; mais, malheureusement...

Puis poussant tout à coup un cri de joie :

— Ah! sauvé, je suis sauvé!... dit-il, en désignant son voisin; monsieur en a dans l'oreille!

Figaro.

.·.

LA FONTAINE DE CHATELGUYON

—

Châtelguyon, j'aime ta gorge
Pleine de fleurs et de buissons,
De champs de blé, de seigle et d'orge
Et de pampres aux verts festons,
Où maintenant le rouge-gorge
Et la linotte, à pleine gorge,
Viennent défier le pinson.
Jadis, dans son noir coupe-gorge,
Vulcain seul, du bruit de sa forge,
Assourdissait tout le canton.

Mais de l'infortuné monarque,
Qui des boiteux et des c...
Porte à la fois la double marque,
Les efforts ont été vaincus ;
Son vieux soufflet a rendu l'âme.
Dans ces souterrains où la flamme
Roulait en épais tourbillons,
A peine un peu de chaleur reste,
Qui, d'une fontaine modeste,
Réchauffe en passant les bouillons.

C'est cette source salutaire,
Du vallon éternel honneur,
Qui, des entrailles de la terre,
S'échappe pour notre bonheur.
Hélas ! sa rustique Naïade
N'a pas de temple comme Bade,
Vichy, Bagnère ou le Mont-Dore ;
Sur sa magnifique façade,
Le secrétaire d'ambassade
Ne braque pas son lorgnon d'or.

De la mode un coup de baguette
Suffirait pour tout animer,
Qu'elle le veuille, et la guinguette
En palais va se transformer.
A la place de ces cabanes
Débarqueront les caravanes
Des pèlerins de tout pays;
Les hôtels aux longues arcades
Verront passer les cavalcades
Des lionnes et des dandys.

En attendant, pour couvertures,
N'ayant que quelques ais mal joints,
La source flue à l'aventure
Pour satisfaire à nos besoins.
L'onde qui sort de sa piscine
De la plus noire médecine
Surpasse les plus beaux effets;
L'intestin grouille quand elle entre,
Et je ne connais pas de ventre
Inaccessible à ses bienfaits.

L'amateur de grosses ripailles
Qui, dans sa bedaine, entassa
Victuailles sur victuailles,
Comme Pélion sur Ossa;
L'ivrogne à face enluminée,
Dont le soir la jambe avinée
Trébuche à chaque carrefour,
Viennent chercher dans son eau tiède
Un bienfaisant et sûr remède
Quand ils ont trop chauffé le four.

Les prêtres du temple d'Hygie
Vous diront avec vérité
Que, par sa puissante énergie,
Gaster n'est jamais irrité;
Que l'abdomen le plus sévère
S'amollit au dixième verre,

Et que, dans les cas angoisseux,
On peut, en augmentant la dose,
Obtenir toujours quelque chose
Des boyaux les plus paresseux.

Ceux que la velléité trompe,
Ceux qui voient avec désespoir
Que seringue ni clysopompe
Sur eux n'ont plus aucun pouvoir:
Ceux qui rêvent (supplice horrible!)
Une garde-robe impossible
Ici ne viendront pas en vain;
Qu'à la fontaine ils viennent boire,
Et, glorieux de leur victoire,
Les plus serrés diront : Enfin!!!

Si vous doutez de ces merveilles,
Constipés par trop endurcis,
Si, sur la foi de vos oreilles,
Vous n'acceptez pas mes récits,
Suivez-moi dans la gorge étroite,
Jetez les yeux à gauche, à droite,
Devant, derrière, et, par milliers,
De cet éloge véridique
Vous lirez la preuve authentique
Sur un tas de petits papiers.

D'un spectacle extraordinaire
Le coup d'œil vous sera donné,
Chaque arbre a son factionnaire,
Chaque bloc d'un suisse est orné;
On en voit de toutes les tailles,
Sur le gazon, dans les broussailles,
Parmi les fleurs et sous le foin.
Pas un buisson qui ne recèle
Le fruit d'une opulente selle,
Que son parfum trahit de loin.

Car si la Naïade ignorée
N'a pas de lointains visiteurs,

Elle compte dans la contrée
Les plus fervents adorateurs.
Deux fois l'an, à la même époque,
De la déesse qu'elle invoque,
Leur phalange assiége l'autel,
Et, grâce à la boisson salée,
Pendant un mois, dans la vallée,
Fume un encens perpétuel!

*
* *

LA FISTULE

A M. GOSSELIN

Infandum regina, jubes renovare dolorem!

Quoi! monsieur Gosselin, vous voulez un poëme
Sur la fistule anale, et vous ajoutez même
Que je peux aisément traiter un tel sujet.
Il est vrai que je suis tout plein de mon objet;
Mais, s'il me faut parler médecine et science,
Je sens aux premiers mots toute mon impuissance.
Comment faire, pourtant? De vous désobéir
Je serais bien fâché; car mon plus vif désir
Est de vous satisfaire. Enfin, quoi qu'il arrive,
Puisque vous le voulez, il faut bien que j'écrive.
Soyez donc indulgent, et ne vous fâchez pas
Si, comme je le crains, mon œuvre a peu d'appas.
Et si, bien loin de prendre un ton scientifique,
Je donne à mon sujet une teinte comique;
Car, dussé-je passer pour un futile auteur,
Je voudrais éviter d'attrister mon lecteur.
Cela dit, je finis ce trop long préambule,
Et sans plus de retard j'aborde la fistule.

Parmi tous les fléaux qui de l'humanité
Détruisent le repos, je crois, en vérité,
Que la fistule anale est un des plus horribles

Et celui qui produit les maux les plus terribles.
Comme un chancre rongeur pénétrant les tissus,
La fistule, en effet, propage au loin le pus,
Corrompt tout sur sa route, et bientôt nécessite
Une opération qu'il faut faire au plus vite;
A moins qu'à Montparnasse on ne soit envieux
D'aller avant le temps rejoindre ses aïeux.

Je vous le disais donc, fistuleux, mes confrères,
Pour éviter d'aller trop tôt revoir ses pères,
On ne peut échapper à l'opération :
C'est un point tout à fait hors de discussion.
Comme, entre gens atteints de même maladie,
Il existe toujours beaucoup de sympathie,
Je prends à tous vos maux un bien vif intérêt,
D'autant plus qu'aucun d'eux pour moi n'est un secret.
Bien plus, pour me montrer votre ami véritable,
Je prétends vous donner un avis charitable.
Voulez-vous avant tout être bien opérés
Et de votre fistule à jamais délivrés ?
Du docteur Gosselin implorez l'assistance,
Car il n'est jamais sourd aux cris de la souffrance.
Et, selon vos désirs, il extirpe le mal
Sur votre propre lit ou dans son hôpital.
En quelque lieu, d'ailleurs, que se passe la scène,
Il prend les mêmes soins pour vous tirer de peine.
Ces quelques mots, je crois, vous en disent assez;
Vous prendrez mon docteur, car vous le connaissez.

De l'opération c'est l'instant de vous dire
Quelques mots. Dans ce but je vais ici décrire
La manière d'agir de notre bon docteur.
Et d'abord, pour vous rendre inapte à la douleur,
Il vous fait respirer un puissant narcotique
Appelé chloroforme et dont l'effet magique
Est de vous endormir assez profondément
Pour vous rendre insensible à tout attouchement.
C'est de ce sommeil-là que notre premier père
Dormait quand Dieu créa notre première mère.
Mettant vite à profit votre immobilité,

4.

Notre docteur procède avec sécurité,
Dans le trou fistuleux introduit une sonde,
Débride, et va scalper toute partie immonde.
Et tout cela se fait pendant votre sommeil
Sans qu'aucune douleur trouble votre réveil ;
Car lorsque vous sortez de votre léthargie,
Bien que pansé, bandé, vous avez grande envie
De savoir du docteur s'il va vous opérer
Ou s'il a résolu qu'il fallait différer.

De ce qui s'est passé je vous ai fait connaître
Les principaux détails ; mais, comme je veux être
Fidèle historien, je dois vous prévenir
Qu'au bout d'une heure au plus vous allez ressentir
Une vive cuisson, que votre seule ivresse
Dissimulait, mais qui maintenant ne vous laisse
Aucun lieu de douter que l'opération
N'ait pris fin. Cependant votre position
Ne doit pas vous causer la plus légère crainte ;
Car, à part quelques jours de diète et la contrainte
D'un court séjour au lit, tout votre traitement
Se borne à peu de chose : un léger pansement,
Que le docteur pourtant appelle méthodique
Et qui doit être fait par un homme pratique,
Des mets substantiels et des vins généreux,
Voilà tout. Vous voyez qu'on n'est pas malheureux
De suivre un tel régime ; aussi sans répugnance
Du docteur tout malade accomplit l'ordonnance.

Fistuleux, mes amis, j'aborde maintenant
Un sujet qui pour tous est le plus important,
Savoir : la guérison. Si quelqu'un me demande :
S'opère-t-elle vite, ou faut-il qu'on l'attende
Bien longtemps ? Je réponds : Cela dépend toujours
De l'âge du malade et du nombre de jours
Que date sa fistule. Or, s'il est assez sage
Pour faire son profit de cet ancien adage :
Principiis obsta, qu'il n'ait aucun souci,
S'il est jeune surtout. Je lui promets ceci,
C'est qu'il verra bientôt le terme de ses peines,

Qui ne peut dépasser trois ou quatre semaines.

On peut de la fistule, avec quelque raison,
Annoncer la prochaine et sûre guérison
Quand on voit se fermer la profonde blessure
Qu'a faite le scalpel. Mais, hélas! la nature,
A la jeunesse seule octroyant ses bienfaits,
Est marâtre à l'égard de ses anciens sujets.
Ainsi donc, fistuleux dont le menton grisonne,
Armez-vous de courage et que le ciel vous donne
La résignation dont vous avez besoin;
Car de guérir peut-être êtes-vous encor loin.

Interrogé par moi, qui ne guéris pas vite,
Si ce fâcheux retard était bien insolite,
Le docteur répondit que, sur soixante cas,
Un seul ressemble au mien. Je ne m'attendais pas
A pareille réponse. Une fois dans ma vie
J'attrape le gros lot dans une loterie,
Et je perds en gagnant. Vous avouerez, lecteur,
Que je peux me vanter de jouer de malheur.
Ceux dont la guérison offre une marche lente
Ont donc pris dans le sac le numéro soixante,
Dont nul n'est envieux, mais, ô fatalité !
Qui toujours est le lot de la maturité.
Après avoir parlé de mon cruel déboire,
Je vais succinctement vous conter mon histoire.

Ne craignez pas, lecteur, qn'en un vaste tableau
J'esquisse mon histoire à compter du berceau :
Ce serait abuser de votre patience
Et vous autoriser à m'imposer silence.
D'ailleurs, je sais fort bien que l'on doit avant tout
Etre bref, si l'on veut être lu jusqu'au bout.
J'ai dit précédemment : Fistuleux, mes confrères;
Car il y a chez nous parité de misères,
Et je ne voudrais pas me fâcher avec vous.
Loin donc d'avoir dessein de vous mettre en courroux,
Je dis, parodiant un vers de tragédie :
Soyons amis, lecteurs, c'est moi qui vous en prie.

Mais que fais-je? J'entends tous mes cofistuleux
S'écrier à la fois : — Au diable l'ennuyeux!
Il n'en finira pas avec son bavardage!
— Que voulez-vous, amis? c'est un effet de l'âge.
Daignez me pardonner cette digression
Et m'accorder encore un peu d'attention.
Ne voulant pas risquer qu'un trop sévère juge
M'exhorte avec aigreur à passer au déluge,
J'aborde mon sujet sans perdre un plus long temps.

Au moment où j'écris, quarante-neuf printemps
Forment tout mon avoir; je me fais même grâce
De trois ou quatre mois; mais un autre à ma place
En ferait tout autant. Passons donc là-dessus.
Si je suis riche d'ans, je n'ai que peu d'écus,
Et si la pauvreté n'est pas mon mal unique,
Celui-là tous les jours passe à l'état chronique.
Par ce court exposé, je veux vous faire voir
Que sur mon seul travail je dois fonder l'espoir
D'élever mes enfants; car jamais héritage
Ne vint de quelques sous augmenter mon bagage.
A leur mort, il est vrai, mes parents m'ont transmis
L'exemple des vertus; mais vous savez, amis,
Que ce lot précieux, sur nul marché de France,
Jamais ne s'échangea pour un peu de pitance.
Aussi, pour conserver bien intact ce dépôt,
L'honnête homme au travail s'épuise et voit bientôt
S'appesantir sur lui la triste maladie.
Telle est, amis lecteurs, l'histoire de ma vie.

Après maints accidents trop longs à raconter,
Je devins fistuleux, hélas! sans m'en douter.
Je fis pour me soigner un effort inutile,
Puis, au bout de deux mois d'un traitement stérile(1),
Las de voir si longtemps se prolonger mon mal,
Je résolus enfin d'entrer à l'hôpital.

(1) Sans prétendre critiquer la conduite du médecin
auquel je me suis adressé d'abord, porteur d'une fistule
à l'anus, il me semble qu'il y avait autre chose à faire

C'est là que du docteur je fis la connaissance,
Que je fus opéré sans aucune souffrance,
Mais trop tard, je le crains ; car la belle saison
Etait presque finie, et de la guérison
Pour les gens comme moi l'hiver n'est point l'époque,
Tandis que la chaleur quelquefois la provoque.
— Eh quoi ! me dira-t-on, *pour les gens comme vous !*
Vous êtes donc pétri d'autre limon que nous ?
— Non, mais le docteur dit que je suis anémique.
— Ce mot, répondrez-vous, rime avec hérétique,
Et sent bien le fagot. Quelque magicien
Vous jeta-t-il un sort ? — Non, je suis bon chrétien,
Grâce au ciel. Ainsi donc, calmez votre épouvante ;
Vous ne resterez pas très-longtemps dans l'attente :
Ce mot, tiré du grec, chez nous a pris son rang,
Et veut dire en français : *Qui n'a que peu de sang* (1).
Voyant donc que chez moi ce liquide est en baisse,
Pour le remettre au pair, notre docteur s'empresse
De se faire assister par certains cordiaux.
Le vin de quinquina, puis le vin de Bordeaux
Me sont d'abord donnés, ensuite de Vallette
Trois pilules par jour. C'est de jeune fillette
Atteinte de chlorose ou des pâles couleurs
Le traitement prescrit par les plus grands docteurs.
Grâce à tous ces moyens, ma santé s'améliore,
Mon appétit s'accroît, et je dois dire encore
Que mon involontaire et longue oisiveté
Chaque jour me procure un peu d'obésité.
Pourtant je ne vois pas se fermer ma blessure
Au bout de deux grands mois ; mais le docteur assure
Que j'en verrai la fin. En lui j'ai pleine foi ;
Son avis fait toujours autorité pour moi.
Vous voyez qu'il me faut beaucoup de patience,
Car de l'avenir seul j'attends ma délivrance.

que de donner cours à la suppuration pendant deux
mois. M. Gosselin, je pense, n'eût pas agi ainsi. Je l'en
fais juge. (*Note de l'auteur.*)

(1) Traduction un peu libre, nécessitée par la mesure. (*Id.*)

Je vous ferai connaître un jour le dénoûment,
Qui sera, chers lecteurs, l'objet d'un supplément.

Dans cet imbroglio sur la fistule anale,
Vous avez pu trouver mainte erreur médicale;
Car ne pouvant écrire un utile traité,
Destiné quelque jour à faire autorité,
Je me suis renfermé dans un naïf langage,
Et j'ai de mon sujet fait presque un badinage
Dans lequel m'adressant d'abord aux fistuleux,
J'ai tâché de glisser quelques conseils heureux.
Laissant donc les savants s'occuper de science,
J'attache à mon travail une faible importance.
Au reste, de mes vers, quel que soit le succès,
Si vous avez souri, j'ai gagné mon procès.

E. L. Desnost, opéré d'une fistule.

2 décembre 1856.

.[*].

ÉPIGRAMME DIALOGUEE

—

Venez, docteur; maître Gervais
Est plus mal que je ne puis dire;
Il divague, et dans son délire
Il dit qu'il veut mourir. — J'y vais.

.[*].

RICORD TRAVESTI

—

C'était en 1848, à un bal masqué chez le Dr Ségalas.

Ricord s'y présenta déguisé en dieu Pan,

allégorie un peu risquée dans une maison décente, mais que le carnaval, qui envahissait tout alors, même la politique, rendait excusable.

Un autre personnage, oublieux de la recommandation formelle, soulignée au bas de la missive et qui enjoignait aux invités de se travestir, arriva tout simplement en habit noir. C'était M. Crémieux, alors ministre de la justice. On l'arrête au seuil de la porte, et le Dr Ségalas qui survint lui dit en riant :

— Que voulez-vous? c'est la consigne, *Excellence!* Il faut vous costumer.

— Rien de plus facile, dit maître Crémieux, ôtant son habit et pénétrant dans les salons en bras de chemise.

On le présente, on rit de son étrange costume, et notre avocat ministre rend quolibet pour quolibet. Voyant Ricord qui s'approche avec un sourire moqueur, il le prévient et lui crie :

— Ah çà! pourquoi diable êtes-vous en dieu Pan? Je m'attendais vous voir en dieu Mercure.

— Et vous, mon cher, ce n'est pas sans habit que vous devriez être, riposte vivement le docteur, c'est sans culotte !

Les Contemporains. E. HENRI.

.·.

CHARCUTIER!

—

Une dame vint en consultation chez le docteur Broca ; après avoir montré un furoncle qu'elle portait à une jambe, notre célèbre chirurgien prit son bistouri et se préparait à se servir de son *baume d'acier*, lorsque la dame effrayée se récria en disant qu'elle venait demander une pommade fondante, mais qu'elle ne voulait pas être charcutée...

— Si vous me prenez pour un charcutier, madame, répliqua poliment Broca, comment appelez-vous la viande que l'on charcute ?

.·.

RÉFLEXION D'UN HYDROPHOBE

—

Un ivrogne se présentait, ces jours-ci, à l'Hôtel-Dieu ; on l'exhorte à la tempérance et on l'engage à boire un peu plus d'eau, s'il veut guérir : « Ma foi, dit-il, j'ai dans ma vie, absorbé d'énormes quantités d'eau par la semelle de mes bottes, mais je n'ai jamais remarqué que cela me fît quelque bien à l'estomac. »

.˙.

LES PRÉSENTS D'ARTAXERCÈS

—

AIR : *Le grenier de Béranger.*

L'histoire dit qu'à l'illustre Hippocrate
Un roi persan fit offrir un cadeau,
S'il voulait bien, quittant une ile ingrate,
Venir purger ses États d'un fléau.
Divin vieillard, ton refus magnanime,
A jusqu'à nous traversé bien des ans.
Nous t'admirons, par un geste sublime, ⎰ *Bis.*
D'Artaxercès repoussant les présents. ⎱

Nous le croyons, l'anecdote est certaine,
Mais arrangée à la façon du temps.
Le roi persan, c'est un banquier d'Athène,
Par son docteur soigné depuis longtemps ;
Pour s'acquitter il aurait eu l'audace
De lui porter un lièvre et des faisans.
Mais Hippocrate aimait fort peu la chasse. ⎰ *Bis.*
D'Artaxercès il rendit les présents. ⎱

A peine entré dans notre confrérie,
Tout un public vous réclame à grand bruit,
Foule **exigeante** et soi-disant amie
Qu'un nouveau titre en un instant séduit.
L'année, hélas ! court pleine de promesses ;
La médecine a des airs séduisants,
Mais vos clients mesurent leur largesses ; ⎰ *Bis.*
D'Artaxercès redoutez les présents. ⎱

L'un se ferait, dit-il, un vrai scrupule
De vous payer un service amical ;
Un autre croit qu'il serait ridicule

Pour vos conseils d'offrir un vil métal.
Un gros boyard, par une tabatière,
A reconnu vos soins depuis trois ans ;
Mais on vous offre un écu de la pierre. *Bis.*
D'Artaxercès refusez les présents.

Bourse au crochet, tricot, tapisserie,
Fleurs en papier, œufs d'autruche, lézards,
Vases fêlés, font une galerie
Qui doit prouver votre goût pour les arts.
Pendule en zinc, cornets en pâte ferme,
Dons fastueux de cœurs reconnaissants !
Mais en biblots reçoit-on votre terme ? *Bis.*
D'Artaxercès refusez les présents.

Diners en ville et théâtre et musique,
Le cher docteur est choyé, dorloté.
Pour l'obtenir on devient tyrannique,
Mais le diner lui sera bien compté.
Si vous soignez une tête princière,
Cordons et croix sont des dons séduisants,
Mais vous laissez vos fils dans la misère. *Bis.*
D'Artaxercès refusez les présents.

A vos bons soins une femme charmante,
Mon cher confrère, ose se confier.
Le cas est rare, aimable est la cliente,
Est-ce l'argent qui pourra vous payer ?
Un médecin s'entend mal aux affaires ;
Votre malade a des yeux ravissants...
Mais dans huit jours quels cuisants honoraires : *Bis.*
D'Artaxercès redoutez les présents.

Dr E. TILLOT.

.·.

APHORISMES PROFESSIONNELS

—

La vie est courte, la clientèle difficile, la confraternité trompeuse.

La clientèle est un champ dont le savoir-faire est l'engrais.

La clientèle est comparable à la flanelle ; l'un et l'autre ne peuvent pas se quitter un instant sans danger.

Le médecin qui s'absente court la même chance que l'amant qui quitte sa maîtresse; il est à peu près sûr, au retour, de trouver un remplaçant.

Jeunes médecins, soignez, choyez, caressez vos premiers clients; c'est la graine qui ensemence de proche en proche, centiare par centiare, les hectares de la clientèle.

Voulez-vous vous défaire d'un client ennuyeux? Envoyez-lui la note de vos honoraires.

Le client qui paye son médecin n'est qu'exigeant, celui qui ne le paye pas est un despote.

Le médecin qui attend ses honoraires de la reconnaissance spontanée de ses clients, ressemble à ce voyageur qui attendait que la rivière eût fini de couler pour passer sur l'autre rive.

L'exagération dans le prix des honoraires tourne toujours à la confusion de l'art et de ceux qui l'exercent. Un homme riche, auquel un chirurgien venait de faire une opération grave, reçut de lui la demande d'une somme énorme.

— Il fallait m'avertir, lui répondit-il, que vous exerciez votre métier en demandant la bourse ou la vie.

Quand on songe à la stupide crédulité des hommes en fait de médecine, ce n'est pas de ce qu'il y ait de médecins charlatans qu'il faut s'étonner, mais bien de ce qu'il y ait encore en si grand nombre des médecins honnêtes gens.

Une dame du grand monde, connue par ses légèretés, demandait à son docteur combien de médecins il fallait pour faire un savant. — Juste autant qu'il faut d'amants pour lasser une coquette, lui répondit-il.

Amédée Latour (Union médicale 1852.)

⁎
⁂

SONNETS MÉDICAUX

Par le Dr Georges C.

—

BLENNORRHAGIE

Dieux ! qu'il a l'air farouche et qu'il fait mal à voir !
Ecumant et meurtri comme un loup pris au piège,
En ses flancs déchirés grince un fer de rasoir.
Qui l'abreuve ? Chopart. Et qui le nourrit ? Mège.

Eux cependant, blottis au fond du suspensoir
Dont le souple réseau les berce et les protège,
Pareils à deux oiseaux frileux, fuyant la neige,
Ils reposent, et rien n'émeut leur nonchaloir.

Ne rappellent-ils pas, tant leur retraite est douce,
Acis et Galatée endormis sur la mousse
Dans la grotte qui vit leurs amours; et, sur eux,

La main crispée au sol, le Cyclope hideux
Penchant son œil unique, où la rage impuissante
Fait lentement couler une larme brûlante?

LE SPÉCULUM

Catinette, en quelque aventure
S'étant éraillé le satin,
Va consulter, un beau matin.
On la hisse; elle est en posture.

Un tube d'étroite ouverture
Dans un pâle reflet d'étain
Guide le regard incertain
Au sein de sa riche nature.

Voilà le bobo découvert.
A nous la flamme, à nous le fer!
Mais — ô faiblesse de la bête! —

Son cautère à peine soufflé,
L'opérateur, courbant la tête,
Adore ce qu'il a brûlé.

PRÉSERVATIFS

Près d'un « objet charmant »
Lorsque l'amour m'appelle,
Avant de voir la belle,
Je passe chez Millant.

Là, du petit au grand,
Pend une ribambelle
De boyaux qu'avec zèle
Il gonfle en y soufflant.

Enfin ! j'ai ma mesure.
Au sein de la luxure,
Vite, allons nous plonger.

Caché dans la baudruche,
Je veux, comme l'autruche,
Ne plus croire au danger.

..

INCONVENIENTS DES MARIAGES DISPROPORTIONNÉS.

—

Un très-vieux général a épousé une toute jeune fille. Au bout de quelque temps, la générale voit sa santé s'altérer. Des nervosités étranges se manifestent, tant et si bien que le vieux militaire, inquiet, se décide à aller voir un médecin.

Il se rend chez un spécialiste qu'il ne connaît pas et qui ne le connaît pas davantage. Celui-ci questionne la jeune femme que d'ailleurs il trouve charmante, et dit en souriant au vieux général :

— Ce n'est rien ; mariez-la !

ERNEST CHESNEAU. *La Chimère.*

.•.

MOYENS MNÉMONIQUES

—

La longueur du canal de l'urèthre, d'après Sappey, est de seize centimètres.
— C'est un canal *très-étroit* (13 et 3).

—

Les racines antérieures des nerfs rachidiens sont motrices et les postérieures sensitives.
— En avant ! marche ! !

—

Formule du professeur Pajot pour l'application du forceps : Appliquer la branche *gauche* ou mâle (1) la première, la tenir de la main *gauche*, la diriger à *gauche* de la femme. En un mot, tout doit être *gauche*... sauf l'accoucheur !

Dr WITKOWSKI,
Moyens mnémoniques de médecine.

.•.

UN DISCIPLE DE MALTHUS

Air : *Philis demande son portrait.*

—

Je cherche un petit bois touffu
Que vous portez, Aminthe,

(1) Ainsi appelée parce qu'elle est munie d'un tenon qui doit s'articuler avec la mortaise de la branche droite ou femelle.

Qui couvre, s'il n'est pas tondu,
  Un gentil labyrinthe.
Tous les mois on voit quelques fleurs
  Colorer le rivage;
Laissez-moi verser quelques pleurs
  Dans ce joli bocage.

Allez, monsieur, porter vos pleurs
  Sur un autre rivage.
Vous pourriez bien gâter les fleurs
  De mon joli bocage.
Car si vous pleurez tout de bon,
  Des pleurs comme les vôtres
Pourraient, dans une autre saison,
  M'en faire verser d'autres.

Quoi! vous craignez l'événement
  De l'amoureux mystère;
Vous ne savez donc pas comment
  On agit à Cythère :
L'amant, modérant sa raison,
  Dans cette aimable guerre,
Sait bien arroser le gazon
  Sans imbiber la terre.

Je voudrais bien, mon cher amant,
  Hasarder pour vous plaire
Mais, dans ce fortuné moment,
  On ne se connaît guère;
L'amour maitrisant vos désirs,
  Vous ne seriez plus maître
De retrancher de vos plaisirs
  Ce qui vous donna l'être.

VOLTAIRE.

*
* *

A PROPOS DES SONDES-BOUGIES

—

On parlait devant Mesdames de France du chirurgien Daran, qui avait inventé de nouvelles bougies chirurgicales. « Qu'est-ce donc, dit l'une d'elles, que ce Daran et ces bougies ? — Madame, répondit de Bièvre, c'est tout simplement un homme qui prend nos vessies pour des lanternes. »

De Flayosc.

*
* *

LA VISITE

PORTRAIT DE RÉCAMIER

—

C'était un grand vieillard, sec, de droite stature.
La faux du temps avait entaillé sa figure ;
Mais, bien plus que les ans, les pensers obstinés
Avaient marqué leur pli sur ses traits ravinés.
De ses cheveux blanchis les indociles mèches,
Au feutre à larges bords faisant partout des brèches,
Neigeaient sur les revers et sur le haut collet
D'un paletot tombant plus bas que le mollet.
Ses sourcils emmêlés, sorte de ronce grise,
Couvraient d'étranges yeux, comme aux hommes
[d'église
On en voit quelquefois, pour qui le temporel
N'a pas plus de secrets que le spirituel ;
Et, de fait, des sommets où le renom se fonde,
Il regardait souvent au delà de ce monde.

6.

Il était bienfaisant ; on le disait bourru,
Et même assez peu tendre au client accouru,
Quoique l'on ne citât, de ce que la richesse
Compte de favoris ainsi que la noblesse,
Pas un seul cabinet plus hanté que le sien :
C'était ce qu'on appelle un grand praticien.
Un jour il fut prié par une lettre expresse,
D'aller, dans un logis dont on donnait l'adresse,
Visiter au plus tôt madame Bourrichon.
« Bourrichon ! se dit-il. Est-ce que c'est un nom ?
« Je n'ai jamais connu, certes, d'Adam ni d'Eve,
« Madame Bourrichon. D'ailleurs, si je ne rêve,
« Dans ce cul-de-sac sont des bouges affreux,
« Où le prix de mes soins est trop haut pour des
[gueux. »
La lettre, cependant, disait : « Je vous conjure ! »
Bref, il part et met pied devant une masure.
« Madame Bourrichon ? — Corridor du sixième !
— Du sixième, bon Dieu ! » Il monte tout de même.
Sur la porte laissée, une clef attestait
Qu'on entrait sans frapper. Il entre ; elle dormait.
D'un œil inquisiteur il parcourt la mansarde
Et s'assied. Elle, au bruit se réveille, et, hagarde,
Rajustant son bonnet, expose au médecin
Que, d'un mal de poumon ne voyant pas la fin,
Elle s'adresse à lui, prince de la science ;
Qu'elle attend le salut de son expérience ;
Qu'elle a tort de l'avoir mandé dans un taudis,
Mais qu'elle l'a connu chez ses maîtres, jadis,
Et que certainement madame la comtesse
Ne la blâmerait pas de cette hardiesse.
Il scrute la poitrine, interroge le son
Et tous les bruits que fait la respiration.
L'examen terminé, la formule prescrite :
« — Dix francs, sera-ce assez, Monsieur, pour la
[visite ? »
Mais lui, se redressant et grossissant sa voix :
« — Non, je ne grimpe pas, Madame, jusqu'aux toits
A moins de trois louis ! » Puis, tirant de sa poche
Soixante francs en or, de la dame il s'approche,

Les glisse dans sa main, gagne le corridor,
Et, s'il n'était défunt, courrait, je crois, encor.

Dr A. DECHAMBRE.

.**

L'ASPERGE ACCUSATRICE

—

... Et à propos d'asperge, non plus de ses propriétés nutritives, mais d'une autre propriété très-sensible à l'olfaction, me revient en mémoire une anecdote assez drôlette racontée par Vidal (de Cassis), anecdote qu'il intitulait : l'*Asperge accusatrice*. Un confrère très-gourmand ; mais très-connu aussi par ses infortunes conjugales, passant un jour devant la boutique de Chevet, y aperçoit une magnifique botte d'asperges. C'était en plein mois de janvier et par quinze degrés au-dessous de zéro.

— Combien cette botte ?

— Pour vous, monsieur le docteur, qui êtes un client, ce sera 50 francs.

— Trop cher pour moi.

— C'était la seule botte qu'il y eût aux Halles, ce matin.

Le confrère ne se laissa pas tenter.

Après un dîner pris à son cercle, le confrère demanda à sa femme :

— Et toi, bonne amie, où as-tu dîné ?

— Chez ma sœur, répond-elle avec aplomb.

Mais, disant cela, l'odeur très-caractéristique de *l'asparagus officinalis* se répand dans la chambre.

Notre confrère ne souffle mot, n'en dort pas mieux, se rappelant ces paroles fatales de Mme Chevet : « C'était la seule botte qu'il y eût aux Halles. »

Rien de plus pressé, le lendemain, que de courir chez Mme Chevet et de lui demander à qui elle avait vendu, hier, sa botte d'asperges.

— Au grand Véfour, lui fut-il répondu.

Dans ce cabaret fameux, au moyen d'un louis séducteur habilement donné à un garçon, il fut facile au mari infortuné de connaître tous les détails de l'aventure, accompagnée de beaucoup d'autres anecdotes de ce genre, qui eut pour résultat final de provoquer et d'obtenir une séparation de corps.

Et voilà comme, époux ou épouses perfides, l'asperge peut fournir un témoignage dangereux de vos méfaits matrimoniaux.

Dr SIMPLICE. Union médicale, 1879.

*
* *

LE PORTRAIT D'UN HERMAPHRODITE

—

L'original est à tout faire,

Il est tout ce que tu voudras,

Et tu feras beaucoup, lorsque tu résoudras

Sous quel sexe on l'a dû portraire.

Il est des deux bien convaincu ;

Il peut être coquette, il peut être cocu,

Puisqu'il est mâle et femelle;
Et comme il peut servir de femme et de mari,
De maîtresse et de favori,
Toute la grammaire en querelle
Ne sait à quel genre aller,
Et ne sait comment l'appeler,
Ou Monsieur ou Mademoiselle.

LE PATRON DES SYPHILIOGRAPHES

—

Thierry de Héry, illustre syphiliographe en son temps, visitait un jour la crypte de l'abbaye de Saint-Denis; il passait, assez indifférent, à travers le royal charnier, lorsque tout à coup il se précipita à genoux au pied du tombeau de Charles VIII; le sacristain le tira par la manche en lui disant :

— Vous vous trompez, messire, ci ne gît point un saint, mais feu notre bon roi Charles VIII, dont Dieu ait l'âme.

— Homme simple, je m'esbaudis de ta précieuse candeur, et si jamais tu tombes en mal de Naples, je te guérirai gratis pour ton bon advis. Apprends donc que je prise le bon roi Charles un peu plus qu'un saint : il a été, sans le savoir, mon bienfaicteur, et je le remercie d'avoir rapporté la vérole d'Italie, car j'en ai tiré trente mille bonnes livres de rente.

Dr JOULIN. Syphyliographes et syphilis.

⁎⁎

ANOMALIES DENTAIRES

—

Quelques privilégiés viennent au monde avec des dents ; on cite entre autres : Papirius Carbon, Curius Dentatus, Louis XIV, Mazarin, Guillaume Bizot, médecin et philosophe du xe siècle, Richard VI, roi d'Angleterre, Mirabeau, le poëte anglais Boyd et le professeur Broca. — On sait qu'Alexandre Dumas fils a trente-trois dents.

⁎⁎

ADIEUX A MA CALOTTE (1)

AIR DU *Vieux Sergent.*

—

Après six ans passés à mon service,
O ma calotte, accepte mes adieux !
Il est grand temps de cesser ton office,
Car aussi bien nous vieillissons tous deux.
Pour te lustrer vainement je te frotte ;
Le teint pisseux de ton velours terni
Me dit assez, ô ma vieille calotte,   } *Bis.*
Que désormais pour nous tout est fini. }

Dans tout le cours d'une longue carrière,
Tu m'as suivi du début à la fin,
Des sombres murs de la Salpêtrière,
Aux bords fangeux du canal Saint-Martin.

(1) Chansonnette faite à l'hôpital Saint-Louis et chantée au banquet annuel de l'internat le 6 février 1864.

Quand chez Lélut une foule idiote,
Sur ton passage écarquillait les yeux,
T'attendais-tu, déplorable calotte,
A faire un jour pitié même aux galeux? } *Bis.*

Rappelle-toi le jour où sur ma tête
Tu te posas pour la première fois.
Du gland soyeux qui décorait ton faîte
J'étais plus fier que du bandeau des rois!
Le temps a fui, t'emportant dans sa hotte,
Où sont tombés, hélas! mes vingt-cinq ans.
Qu'ils étaient beaux, ô ma pauvre calotte, } *Bis.*
Ces jours enfuis de ton premier printemps!

Humble roupiou, timide bénévole,
Je te voyais dans un lointain brumeux;
Tu me semblais la splendide auréole
Dont se paraient quelques fronts radieux!
J'ai depuis lors un peu changé de note,
Et tempéré mon admiration. —
Mais des Bédouins, ô magique calotte, } *Bis.*
Tu fais toujours la vénération.

Ne *blaguons* pas le culte des ancêtres...
L'un de mes chefs s'est appelé Vernois;
Grisolle, Hardy, Bouvier furent mes maitres,
Et Nélaton m'a vu suivre ses lois.
Dans la pratique où désormais je flotte,
Vaste océan perfide aux matelots,
Leur souvenir et le tien, ma calotte, } *Bis.*
Me sauveront de la fureur des flots.

Couverts d'étain, assiettes de faïence,
De nos festins tel était l'ornement :
Maigres festins... dont réglait l'ordonnance
Notre économe... économiquement.
De loin en loin, quelque honnête ribote,
Comme Hippocrate en ordonne à ses fils...
Lorsqu'au régal préside la calotte, } *Bis.*
Non, il n'est pas de princes mieux servis.

Joyeux propos de nos salles de garde!...
Chers compagnons de mes plaisirs perdus,
Dans le passé déjà je vous regarde;
A vos côtés vous ne me verrez plus.
Qu'il serait doux de pouvoir, côte à côte,
De l'avenir affronter le combat!
Mais l'amitié qui naît sous la calotte,   } *Bis.*
Quand tout vieillit, seule ne vieillit pas!

De l'internat vénérable symbole,
Drapeau sacré que rien ne peut flétrir,
A toi les vœux, la dernière parole
Du vétéran qui s'apprête à mourir...
Mais pour un mort, bien longtemps je radote :
Encore adieu. Dussions-nous en pleurer,
Embrassons-nous, ô ma chère calotte,   } *Bis.*
Pour tout jamais il faut nous séparer!

Dr MAURICE RAYNAUD.

LE VOLEUR VOLÉ.

Rien n'est comparable aux bénéfices qu'on réalise dans certaines officines. Jugez-en par ce simple fait :

Un quidam entre chez un pharmacien, demande une drogue du prix de 2 fr. 10 centimes, la paye, l'emporte et s'esquive rapidement.

Quand il est parti, au moment de serrer l'argent dans son comptoir, le pharmacien s'aperçoit qu'on l'a payé en monnaie de singe. Les 10 centimes sont de bon aloi ; mais la pièce de 2 francs est fausse. Il pousse une exclamation énergique.

« Patron, dit un commis, faut-il courir après ce filou ? »

Le patron s'avance sur le seuil de sa porte, et, promenant un regard circulaire dans la rue :

« Inutile de vous déranger, dit-il, vous ne le rattraperiez pas ; le gueux a disparu. Et puis, ajouta-t-il entre ses dents, je gagne encore un sou. »

* *
*

LA SAGE-FEMME

Air : *France, reine des reines.*

—

Noble dame et grisette,
Adressez-vous ici.
Venez à ma sonnette,
  Elle est discrète
  Et ma bouche aussi.

Vous dont l'œil examine
A ma porte un tableau,
A la chaste Lucine
Offrant un fruit nouveau,
Si pareil fruit soulève
Votre sein agité.
Venez, je suis élève
De la Maternité.

Noble dame, etc.

Toute voix qui m'appelle,
A droit à mes secours :
Je sers du même zèle
L'hymen et les amours,

Des portes de la vie,
Gardienne par le fait,
J'ouvre quand on me crie :
Le cordon, s'il vous plait.

Noble dame, etc.

Pour des pensionnaires
J'ai fait construire exprès,
Des réduits solitaires,
Dont moi seule ai l'accès.
Plus d'une en est sortie
Pour le nœud nuptial,
La tête refleurie
Du bouquet virginal.

Noble dame, etc.

Portant certain bagage,
Agnès dit aux méchants :
Je vais, pour un voyage,
Respirer l'air des champs.
Mais Agnès, bientôt lasse
D'un assez court trajet,
Chez moi se débarrasse
De son petit paquet.

Noble dame, etc.

Une marquise intègre
Mit un mulâtre au jour,
Au regard de son nègre
Moi j'impute le tour.
Rien ne le désespère,
L'époux prend son parti,
Et reçoit comme un père
Cet enfant d'Haïti.

Noble dame, etc.

De fournir la nourrice
Je me fais une loi,
A l'église le suisse
Tient l'enfant avec moi.
Le vicaire et le maire
Me nomment galamment
La première commère
De l'arrondissement.

Noble dame et grisette,
Adressez-vous ici,
Venez à ma sonnette,
  Elle est discrète
Et ma bouche aussi.

ANONYME.

RÉFLEXIONS SUR LES CONDOMS

—

Le nom de ces enveloppes membraneuses leur vient de celui d'un Anglais, le Dr Condom, qui les a imaginées. On les appelle encore des *boyaux préservatifs*, des *capotes anglaises*, des *anti-conceptions*, des *gaînes de sûreté*.

—

Le condom, dit Ricord, est une cuirasse contre le plaisir et une toile d'araignée contre le danger.

—

Cet éminent spécialiste le compare encore à

un mauvais parapluie que la tempête peut crever ou déplacer, et qui, dans tous les cas, garantissant assez mal de l'orage, n'empêche pas les pieds de se souiller.

.•.

SECURITE.

—

— Eh quoi, Ducorbien, toujours seul?

— Mon Dieu, oui, mon ami; seul, mais nullement à plaindre. Ma femme est aux bains de mer, mes deux enfants au collége, et moi, je jouis, sans trop de scrupules, de mon pseudo-célibat.

— Tu as toujours été veinard; moi, je suis débordé par la famille. Huit enfants en dix ans; c'est à n'y pas tenir! Mais, dis-moi, comment diable as-tu fait pour borner, avec tant de précision, ta fécondité?

— Ça, c'est un secret, mon excellent bon; enfin, tu as acquis le droit d'en user, et je te le livre. Voici : le Dr X..., qui est l'obligeance même, a inventé exprès pour ma femme un petit adjutorium, oh, la moindre des choses, très-ingénieux, très-léger, qui ne gêne en rien nos épanchements... et nous en épargne les conséquences. Mais, au fait, je puis te le montrer; Ernestine l'a toujours dans le tiroir de la table de..... Tiens! elle l'a emporté!

.*.

PETITION DE LA MAIN GAUCHE

A L'ADRESSE DE TOUS CEUX
QUI ONT MISSION D'ÉLEVER LES ENFANTS.

—

« Je m'adresserai à tous les amis de la jeunesse, et je les conjure de jeter un regard de compassion sur ma malheureuse destinée, afin qu'ils daignent écarter les préjugés dont je suis victime.

« Nous sommes deux sœurs jumelles, et les deux yeux d'un homme ne se ressemblent pas plus, ni ne sont pas plus faits pour s'accorder l'un avec l'autre que ma sœur et moi ; cependant, la partialité de nos parents met entre nous la distinction la plus injurieuse. Dès mon enfance, on m'a appris à considérer ma sœur comme un être d'un rang au-dessus du mien ; on m'a laissée grandir sans me donner la moindre instruction, tandis que rien n'a été épargné pour la bien élever. Elle avait des maîtres qui lui apprenaient à écrire, à dessiner, à jouer des instruments ; mais si, par hasard, je touchais un crayon, une plume, une aiguille, j'étais aussitôt cruellement grondée ; j'ai même été battue plus d'une fois parce que je manquais d'adresse et de grâce.

« Il est vrai que parfois ma sœur m'associe à ses entreprises ; mais elle a toujours grand soin de prendre le devant et de ne se servir de moi que par nécessité ou pour figurer auprès d'elle.

« Ne croyez pas, messieurs, que mes plaintes soient excitées par la vanité; non, mon chagrin a un motif bien plus sérieux. D'après un usage établi dans ma famille, nous sommes obligées, ma sœur et moi, de pourvoir à la subsistance de nos parents. (Je vous dirai en confidence que ma sœur est sujette à la goutte, aux rhumatismes, à la crampe, sans compter beaucoup d'autres accidents.) Or, si elle éprouve quelque indisposition, quel sera le sort de notre pauvre famille !... Nos parents ne se repentiront-ils pas alors amèrement d'avoir mis une si grande différence entre deux sœurs si parfaitement égales?... Hélas ! nous périrons de misère, il me sera impossible de griffonner une pétition pour demander des secours, car j'ai été obligée d'emprunter une main étrangère, pour transcrire la requête que j'ai l'honneur de vous présenter.

« Daignez, messieurs, faire sentir à nos parents l'injustice d'une tendresse exclusive et la nécessité de partager également leurs soins et leur affection entre tous leurs enfants.

« Je suis, avec un profond respect, messieurs, votre obéissante servante. »

FRANKLIN.

.*.

SONNETS MEDICAUX
PAR LE Dr GEORGES G.

LE COR AUX PIEDS.

Je suis le cor aux pieds, et c'est moi qui proteste,
Contre le cordonnier et son cuir oppresseur.
L'élégance m'impose un joug que je déteste.
Je veux que tu sois libre, ô phalange, ma sœur!

En vain le pédicure, en son dessein funeste,
Le scalpel à la main, réduit mon épaisseur.
Il se croit triomphant! Erreur! Le sol me reste;
J'y renais plus puissant contre l'envahisseur.

Le gommeux voudrait bien, comprimant la nature,
Faire admirer un pied plus grand que sa chaussure.
Le bottier, son complice, est aussi son bourreau.

Qu'un aveugle instrument nous taille et nous nivèle,
La persécution redouble notre zèle :
Oignons, durillons, cors, nous narguons Galoppeau!

DIGESTION

A petits coups j'achève un excellent café,
Et d'un doigt de cognac détergeant l'œsophage,
Je digère, plongé dans l'odorant nuage
Qui s'exhale des plis d'un havane étoffé.

Décidément, le chef a partout triomphé.
Du poisson au rôti, des hors-d'œuvre au fromage,
Pas un seul plat qui n'ait reçu mon double hommage !
Toi surtout, sein fécond du dindonneau truffé !

Dans le fauteuil profond dont les rondeurs m'appellent,
Des hoquets innocents tour à tour me rappellent
Tantôt la bisque rose et tantôt les foies gras.

Les yeux mi-clos, j'entame un rêve bucolique..,
Mais quel est ce parfum soudain et magnifique?
La truffe a murmuré : « C'est moi, ne le dis pas! »

PHTHIRIUS PUBIS

Rome va s'endormir aux pieds d'un nouveau maitre
En ce jour, aux sons clairs envolés de l'airain,
Le pape Sixte a mis sur son front souverain
La couronne du roi, du guerrier et du prêtre.

Pensif, il est assis à la haute fenêtre
Et goûte la fraîcheur du soir, dans l'air serein.
Or, la mystique voix d'un phthirius pèlerin,
Dans un prurit dont la caresse le pénètre,

Monte, reconnaissante, et dit : O mon appui!
Te souvient-il des temps lointains où, pauvres hères,
Nous gardions les pourceaux en trainant nos misères,

Nous, que le monde acclame et révère aujourd'hui?
Ah! celui-là sera plus qu'Hercule robuste
Qui me détachera de ta personne auguste!

*
* *

CALCUL FACILE A FAIRE

—

Un territorial affligé de *pediculi*, demande à un apothicaire combien il pourra occire de parasites avec dix centimes d'onguent napolitain.

— Un millier environ, lui fut-il répondu.

— Alors, reprend-il, donnez-m'en pour cent sous.

.*.

L'ASPHYXIE PAR LE CHARBON

—

L'air, disait-il, est composé
D'oxygène et surtout d'azote,
Trois quarts de l'un, prenez-en note,
Un quart de l'autre, c'est aisé...

On y peut aussi constater
Un peu d'acide carbonique,
Mais en quantité si modique,
Qu'il vaut mieux ne pas en parler...

Va-t'en donc, ô jeune ouvrière
Qui veut guérir du mal d'amour.
Va-t'en donc chez la charbonnière ;
Il y en a une au fond de la cour !...

Si vous allumez un fourneau,
L'air devient pauvre en oxygène ;
Au bout d'un instant ça vous gêne,
Ça vous prend d'abord au cerveau...

Puis vient la mort ! Elle est surtout
Due à l'oxyde de carbone,
Dont l'influence n'est pas bonne,
Oh ! mais là, pas bonne du tout !...

Meilhac et Halévy, la Diva.

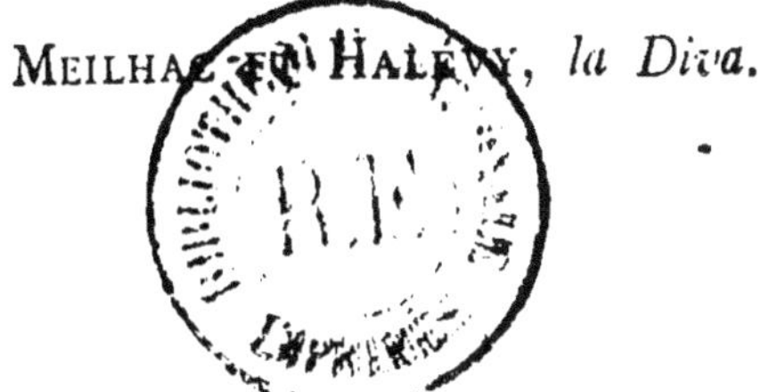

.
* *

L'AME DES PUNAISES

PROFESSION DE FOI
D'UN ACCOUCHEUR SPIRITUALISTE.

—

La vie n'est point une propriété essentielle de la matière organisée. Le cadavre est privé de vie, bien que formé uniquement de matière organisée. L'organisme vivant présente donc de plus que le cadavre un principe vivifiant que le spiritualiste appelle l'âme et auquel doivent être rapportés tous les phénomènes des êtres vivants.

J'accepte l'âme du chien, de la punaise.

Dr Em. BAILLY.

.
* *

LES CHIRURGIENS IGNORANTS

AIR : *Philis demande son portrait.*

—

Les chirurgiens sont de grands sots
De prétendre connaître
Tous les symptômes et les maux
Que l'amour seul fait naître.

Dès qu'ils vous ont piqué le bras,
Ce dieu rit de leur peine,
Et leur dit : « Ignorants, plus bas ;
Ce n'est point là la veine. »

Chansons joyeuses.

.˙.

UN CHIRURGIEN REFAIT.

—

Un jour, nous racontait Velpeau, à l'heure de ma consultation, je reçus la visite d'un jeune homme de vingt-deux ans, qui venait s'acquitter envers moi des soins donnés à sa mère, sur qui j'avais pratiqué une opération assez délicate. Mes honoraires se montaient à 6,000 francs. — « 6,000 francs! monsieur, assurément c'est bien peu pour payer vos soins, mais nous n'avons pas une grande fortune, et cette somme va singulièrement ébrécher notre petit avoir. Oh! comme ma mère et moi nous vous serions reconnaissants si vous vouliez bien un peu abaisser ce chiffre! » Le jeune homme fit tant et si bien que, contre mon habitude, je me laissai attendrir et abaissai ma note à 5,000 francs, que le jeune homme déposa sur mon secrétaire. Puis il partit, en me jurant une *éternelle reconnaissance.*

Le soir de ce jour, je passais sous les arcades du Palais-Royal, lorsque j'aperçus, sortant de chez Véfour, un groupe de jeunes gens qui paraissaient avoir assez copieusement *sacrifié à Bacchus.* L'un d'eux, qui semblait être le Mécène de la fête, criait en se tordant :

— Ah! ce vieux père Velpeau, on l'a carotté tout de même! c'est lui qui paye la noce, mes amis!

Entendant prononcer mon nom, je pressai le
pas et, regardant celui qui avait ainsi parlé, je
reconnus qui?... mon fameux homme aux
5,000 francs, il m'en avait bel et bien *carotté*
mille. Et dire qu'il n'a peut-être même pas bu à
ma santé! pensais-je en jurant, mais un peu
tard, qu'on ne m'y prendrait plus!

P. LABARTHE. *Les Médecins contemporains.*

LE RENARD ET LE CORBEAU
FABLE DE LA FONTAINE... DES CÉLESTINS
Sur l'air du tra, la, la, la.

—

I

Un vieux corbeau goutteux qui s'était enrichi,
Sur un wagon perché, vint un jour à Vichy.
Il tenait à son bec sa bourse pleine d'or,
Lorsqu'un renard docteur l'accosta tout d'abord
Sur l'air du tra, la, la, la, etc.

II

— Eh! bonjour, lui dit-il, mon cher monsieur Corbeau,
Par quel fâcheux hasard êtes-vous buveur d'eau?
— De la goutte, mon cher, je suis près de mourir.
— Si ce n'est que cela, moi, je vais vous guérir.
Sur l'air du tra, la, la, la, etc.

III

Buvez, monsieur, buvez, voilà le vrai moyen
De guérir votre mal, qui pour nos eaux n'est rien;
Et dans huit jours au plus, je le dis sans craquer,
Dans nos salons, je veux vous aller voir polker
Sur l'air du tra, la, la, la, etc.

IV

A ces mots, le corbeau dit, heureux comme un roi:
— Quoi! cela se pourrait! Mais en faisant son *quoi*
Il ouvre un large bec, laisse tomber son or;
Le renard s'en saisit en lui disant, encor.
    Sur l'air du tra, la, la, la, etc.

V

— Buvez; de vous guérir voilà le vrai moyen,
Avec nos eaux la goutte est un *bobo* de rien.
Et bas, il ajoutait, lui tirant son chapeau :
— Croyez ça, cher buveur, et puis buvez de l'eau,
    Sur l'air du tra, la, la, la, etc.

VI

Notre corbeau le crut; aussi, tous les matins,
Allait-il se gonfler de l'eau des Célestins.
Malade confiant, il en buvait des seaux;
Aussi finit-il par laisser ses os aux eaux.
    Sur l'air du tra, la, la, la, etc.

MORALITÉ

Corbeaux, par ce récit, vous voyez qu'en tout temps,
On doit se méfier des renards charlatans,
Ne les croyez donc plus; buvez, mais sans excès,
Et pour sûr vous vivrez jusqu'à votre décès.
    Sur l'air du tra, la, la, la, etc.

.*.

LA MORT D'HIPPOCRATE

Légende par le Dr Chavernac (d'Aix).

—

Hippocrate est le plus ancien médecin dont les ouvrages soient venus jusqu'à nous, et pour cette raison il a été regardé comme le père de la médecine.

Personne ne sait comment il est mort, ni où il est mort. Je vais essayer de vous le raconter.

D'après le témoignage de Soranus, tous les auteurs ont cru et publié qu'Hippocrate mourut et fut inhumé à Larissa, petite ville de Thessalie, à l'âge de 90 ans environ suivant les uns, ou de 109 ans suivant les autres. Ce fut donc sans trop de surprise qu'au mois de mai 1857 on apprit par les journaux de la Grèce, et entre autres l'*Abeille médicale* d'Athènes, que le tombeau d'Hippocrate venait d'être découvert dans la ville de Larissa par l'effet du hasard, l'homme d'affaire du bon Dieu. Une enquête officielle fut ordonnée simultanément par les gouvernements français et hellène. Il en résulta qu'une singulière exagération s'était mêlée au récit de la découverte de l'inscription du sarcophage en question, si bien qu'après un examen impartial, il était impossible d'accorder créance au fait de l'existence du tombeau d'Hippocrate à Larissa.

Ainsi le tombeau du divin Hippocrate, père de notre science, est encore à découvrir.

Avant de savoir comment est mort le fondateur de la science médicale, il faut savoir s'il a réellement existé. Beaucoup de médecins, en effet, ont nié cette existence, et prétendu que les livres, formant la collection dite *hippocratique*, étaient l'œuvre de plusieurs générations, et qu'il était impossible qu'un homme seul eût pu en faire autant. Ils ont donc soutenu qu'Hippocrate était un personnage imaginaire, un mythe, et qu'il appartenait tout entier à la mythologie. Sans remonter bien loin dans l'histoire, au commencement du siècle, en 1804, le Dr Boulet soutint à la Faculté de Paris une thèse intitulée : Doutes sur la vie d'Hippocrate.

Dubitationes de Hippocratis vita, patria, genealogia, forsan mythologicis et de quibusdem ejus libris multo antiquioribus, quam vulgo creditur.

Paris, an XII.

Cette thèse fit scandale à la Faculté, et sur les instances de Chaussier, Legallois en publia une réfutation.

Cette réfutation devenait superflue, si le doyen Chaussier et Legallois avaient eu connaissance d'un ouvrage de Platon. Ce philosophe a été, en effet, presque le contemporain d'Hippocrate, et très-probablement il l'a connu. Quoi qu'il en soit, dans son dialogue intitulé *Protagoras*,

Platon adresse cette question à un de ses disciples nommé Hippocrate :

— « Dis-moi, ô Hippocrate ! si tu voulais aller trouver ton homonyme, Hippocrate de Cos, de la famille des Asclépiades, et lui donner une somme d'argent pour ton compte, et si l'on te demandait à quel personnage tu portes de l'argent en le portant à Hippocrate, que répondrais-tu?

— Que je le lui porte en sa qualité de médecin.

— Dans quel but?

— Pour devenir médecin moi-même. »

Ce document inestimable établit d'une façon irréfragable la certitude de l'existence de celui dont je veux vous dire la triste fin.

Hippocrate naquit à Cnide, dans l'île de Cos, pendant la première année de la 80e olympiade, c'est-à-dire 460 ans environ avant Jésus-Christ. Les auteurs anciens prétendent qu'il était le dix-septième ou le dix-huitième descendant d'Esculape, et Soranus ajoute qu'Hippocrate lui-même faisait remonter son origine jusqu'à Hercule par les femmes.

Il était de la famille des Asclépiades, famille vouée depuis un temps immémorial à la pratique de la médecine, et qui l'exerça dans l'île de Cos, à Cnide; plus tard à Athènes, ainsi que dans les villes importantes de la Grèce et de l'Asie Mineure, dans les temples nommés *Asclépions*.

Hippocrate reçut les premières notions de la science médicale de son aïeul Hippocrate Ier et de son père Héraclide. Ayant de bonne heure quitté l'île de Cos, il se rendit à Athènes pour suivre les leçons d'Herodicus et de Selymbre, célébrités médicales de l'époque. Il fut aussi disciple du sophiste Gorgias, et on croit que Démocrite fut son maître; c'était le plus savant de son temps avant Aristote.

Hippocrate puisa dans la pratique des prêtres d'Esculape quelques-uns de ses matériaux, mais il ne leur a certainement pas emprunté son admirable méthode de décrire les maladies. Les sources réelles de son instruction ont été les écoles de Cos, de Cyrène, de Rhodes, et surtout l'observation directe de la nature fécondée par un vaste génie. Il se mit à voyager pour acquérir des connaissances nouvelles et se perfectionner dans la médecine dont il devait faire sa profession. Pendant douze ans il parcourut plusieurs provinces; la Macédoine, la Thrace, la Thessalie furent les pays qui attirèrent le plus son attention. Il visita les écoles et les temples de Thasos, d'Abdère, de Larisse, de Mélibée et de Cyzique. Il se rendit même en Asie Mineure, et de retour à Athènes il se livra à la pratique régulière de son art.

Hippocrate ne végéta pas longtemps dans l'inaction. Sa science et son talent furent vite connus et appréciés. Sa réputation devint si grande, qu'il fut recherché non-seulement par les philosophes en renom, mais encore par les personnages les plus puissants, par les populations et par les rois. Il était en correspondance avec Démocrite, avec les ministres d'Artaxercès, avec Philopœmen et Denys de Syracuse.

Certaines cures importantes le mirent encore plus en relief, entre autres celles de Perdiccas, roi de Macédoine. Ce monarque était alité depuis plusieurs mois et consumé par une fièvre lente et continue, qu'aucun remède n'avait pu arrêter, parce qu'on en avait ignoré la cause. On appela Hippocrate. Le D^r cnidien interrogea son auguste malade, l'examina des pieds à la tête, et sur quelques réponses indécises, il comprit de suite que le mal dont souffrait Perdiccas avait sa cause dans une violente passion secrètement entretenue par Phila, femme ou concubine de son père. On saït le reste. Le père se sacrifia généreusement pour le fils que la belle Phila sut guérir radicalement.

A quelque temps de là les Abdéritains émirent des doutes sur la raison de leur philosophe Démocrite; on le croyait fou parce qu'à l'inverse d'Héraclite qui pleurait sans cesse de la sottise des hommes, lui en riait continuellement :

Perpetuo risu pulmonem agitare solebat.

Le sénat d'Abdère, partageant les craintes du peuple, pria Hippocrate de se transporter dans la solitude de Démocrite et de lui prodiguer ses soins éclairés.

Hippocrate trouva le philosophe en train de disséquer des animaux, et lui ayant demandé pourquoi il le faisait, il lui fut répondu que c'était pour découvrir la cause de la folie qu'il regardait comme un effet de la bile. Le docteur comprit de suite qu'il n'avait pas affaire à un insensé. Il en fut plus convaincu encore par le fait suivant. Le philosophe salua à titre de fille une jeune personne qui accompagnait Hippocrate; il la salua le lendemain à titre de femme parce qu'il reconnut à ses yeux qu'elle avait été déflorée pendant la nuit. (Si le fait est vrai, cette clairvoyance est capable de rendre la philosophie odieuse à la moitié du genre humain.) Hippocrate n'eut pas de peine à convaincre les Abdéritains que Démocrite n'était pas insensé. Le sénat offrit dix talents au médecin de Cos. Il les refusa, disant qu'il avait été assez payé d'avoir vu, au lieu d'un fou, le plus sage de la Grèce.

La renommée d'Hippocrate s'étendit si loin que la plupart des princes et des rois tentèrent de l'arracher à sa patrie pour le fixer à leur cour.

Il était à l'apogée de sa réputation, lorsque le roi de Perse Artaxercès *longue-main* voulut l'attirer dans ses Etats sous le fallacieux prétexte de soigner les pestiférés, mais en réalité pour enseigner et pratiquer la médecine. Il lui fit offrir des présents considérables par le satrape Hyspame. « *Allez dire à votre maître, répondit Hippocrate, que j'ai de quoi vivre, me loger, et me vétir. L'honneur me défend d'accepter les présents des Perses et de secourir les barbares qui sont les ennemis de la Grèce.* » L'histoire ajoute que le grand roi se fâcha tout rouge et fit sommation aux habitants de Cos de lui livrer le coupable de lèse-majesté, les menaçant en cas de refus de mettre leur île à feu et à sang. Ces braves gens méprisèrent les menaces du despote. La mort d'Artaxercès survenue la même année, 424 ans avant Jésus-Christ, fit que l'incident n'eut pas de suite. (Girodet peignit en 1816, pour l'offrir à la Faculté de Paris, où on le voyait encore il y a peu d'années dans le grand amphithéâtre, le tableau célèbre d'*Hippocrate refusant les présents d'Artaxercès.*)

Artaxercès *longue-main*, dans son testament, recommanda à ses successeurs de tirer vengeance de l'outrecuidance des Grecs, et surtout d'Hippocrate. Darius II, son fil naturel, lui succéda sur le trône jusqu'en 404, mais n'eut jamais l'occasion d'accomplir les dernières volontés de son père.

Artaxercès II, dit Mnémon (à la bonne mémoire), succéda à son père Darius II, et régna jusqu'en 362. Durant son règne il se souvint de l'animosité de son grand-père contre Hippocrate.

Il donna l'ordre à l'un de ses satrapes d'envoyer son fils Ctésias, le plus intelligent de la famille, à Athènes, pour apprendre la médecine aux leçons du célèbre médecin. Il leur traça tout un plan pour arriver à ce but. La mère et le fils s'embarquèrent pour Athènes, et vinrent trouver Hippocrate. La mère lui demanda de vouloir bien donner à son fils les premières notions de la science qui faisait sa gloire. Lorsque Hippocrate apprit la nationalité des visiteurs, il refusa net et les renvoya assez cavalièrement sans même avoir examiné le jeune homme.

La satrapesse ne se tint pas pour battue. Elle apprit, à l'hôtel où elle était logée, qu'Hippocrate n'employait à son service que des garçons qu'il renouvelait assez souvent, car il craignait de rencontrer un jour une intelligence qui lui surprendrait les secrets de son art pour les utiliser à son propre avantage. La Persane résolut d'attendre une occasion favorable ; elle alla consulter les oracles qui lui pronostiquèrent une heureuse issue à son dessein, et elle fit, en reconnaissance, de riches offrandes à la divinité en renom à cette époque.

A quinze jours de là, le garçon de l'hôtel vint un soir en courant la trouver au temple d'Apollon, où elle faisait ses dévotions. Il lui apprit qu'Hippocrate venait de renvoyer son domestique pour avoir questionné indiscrètement un malade à l'heure de la consultation. La dame rentra de suite à l'hôtel, quitta ses vêtements orientaux et revêtit le costume des paysannes de l'Epire ; son fils de son côté se déguisa artis-

tement en berger de cette province. Ainsi accou-
trés, tous les deux se rendirent chez Hippocrate;
il fut convenu entre eux que Ctésias ferait l'im-
bécile et l'idiot et ne répondrait que par mono-
syllabes à toutes les questions qu'on pourrait
lui faire. En quelques minutes ils furent devant
la maison du docteur, ils soulevèrent une foic
le marteau de la porte. Des pas lents et sourds
se firent entendre, Hippocrate parut.

« Je viens, Monsieur, dit la paysanne, vous
demander si vous ne voudriez pas occuper dans
votre maison ce jeune gars; il ne sait pas faire
grand'chose, car il n'est pas très-intelligent,
mais il est très-soigneux pour les bêtes, il vous
soignerait bien vos chevaux; oh! pour cela il
n'a pas son pareil; pour autre chose il n'est bon
à rien. »

Hippocrate regarda fixement le pâtre, lui posa
quelques questions et finalement l'accepta, en
réservant la question des gages. La mère, jouant
son rôle jusqu'au bout, témoigna toute sa reconnaissance avec l'accent et le verbiage de
celles dont elle avait revêtu le costume.

La place était conquise, il s'agissait de s'y
maintenir. Le jeune Ctésias, qui était d'une intelligence hors ligne, promit à sa mère de ne
point se compromettre et de s'observer minu-
tieusement pour ne pas éventer la ruse.

Le nouveau domestique passa les premiers
jours à s'installer et à examiner la maison en
l'absence de son maître Quand celui-ci rentrait,

il donnait quelques ordres pour le jour ou le lendemain. Ils étaient toujours assez mal exécutés, quelquefois tout de travers. L'esclave ne montrait aucune aptitude à bien faire. Aussi Hippocrate entrait-il dans des colères bleues; mais il se calmait vite en pensant que pour son métier il valait encore mieux un idiot qu'un roué.

Quand ce jocrisse fut bien au courant des us et coutumes de son maître, il étudia à fond tout ce qui se trouvait dans son cabinet.

La maison d'Hippocrate était comme celles que l'on exhume à Pompéi. Elle n'avait qu'un rez-de-chaussée, point de premier étage. En entrant : un vestibule dans le sens de la largeur de la maison, et qui servait de salle d'attente au public. Dans l'espace à ciel ouvert qui succédait au vestibule, et que les anciens appelaient *impluvium*, s'ouvraient le cabinet et la salle à manger, sur le côté et en face le triclinium. Le cabinet était une pièce rectangulaire avec une porte et sans fenêtre. Le plafond était percé d'un vasistas assez grand pour donner un jour suffisant dans l'appartement. Une table au milieu avec des bocaux, des cornues et quelques fioles (1), deux sièges en bois sculpté composaient tout le mobilier. Des livres et des manuscrits étaient méthodiquement rangés dans un

---

(1) Le verre existait à cette époque, puisqu'on a trouvé dans les fouilles de Pompéi des tubes et des flacons. (Ce n'est pas une raison, N. D. L. R.)

casier. Des couteaux, des bistouris, un trépan et tout l'arsenal de la chirurgie de l'époque étaient suspendus à un râtelier accroché au mur.

Dans un coin, un fourneau continuellement allumé chauffait sans cesse les fers à cautériser dont le docteur faisait un grand usage.

A l'heure de la consultation, les malades arrivaient en foule; la plupart venaient de fort loin pour prendre les conseils du grand médecin. Alors Ctésias avait ordre de vaquer à ses occupations journalières; mais il n'était pas docile à ce point. Il montait prestement au moyen d'une courte échelle sur le toit de la maison, se couchait à plat ventre le long des tuiles et collait son oreille au vasistas qu'il avait soin de tenir toujours entr'ouvert.

Quand le cabinet était fini et Hippocrate sorti, il redescendait, allait dans sa chambre et écrivait tout ce qu'il venait d'entendre. Le matin, pendant les visites du docteur en ville, il dévorait les livres et les manuscrits de la bibliothèque, il en copia même plusieurs entièrement. Tous les jours il recommençait ce manége. Le service ne se faisait pas et Hippocrate s'inquiétait. Plusieurs fois l'esclave faillit être pris en flagrant délit d'études, mais il joua si bien son rôle de jocrisse, avec ce sourire bênet inhérent à la fonction, qu'Hippocrate n'eut jamais aucun soupçon.

Durant trois longues années Ctésias fit la même pratique; le matin il étudia, l'après-midi il assista aux consultations du haut de son observatoire, et la nuit il écrivit les leçons orales tombées de la bouche du maître. Ce travail assidu et opiniâtre augmenta considérablement son savoir ; et moins la pratique, il s'avouait à lui-même qu'il savait la théorie aussi bien qu'Hippocrate ; même il n'aurait pas été fâché de se mesurer scientifiquement avec lui. Il ne tenait plus maintenant à sa position, et s'il dévoilait la ruse il voulait le faire avec honneur.

L'occasion ne se fit pas attendre, elle se présenta tout naturellement.

Un paysan d'Arcadie, monté sur un roussin du pays, s'arrêta un jour à l'heure de midi, devant la maison d'Hippocrate. Il descendit en maugréant contre la chaleur tropicale, attacha son bidet à un anneau de fer fixé à la muraille, et frappa à la porte. Ctésias vint ouvrir.

« Je voudrais parler à M. Hippocrate le plus tôt possible, car je souffre horriblement, j'ai une araignée là-dedans », et il désignait du doigt la partie supérieure de la tempe gauche.

Ctésias le fit asseoir dans le vestibule :

« Le patron va rentrer, il se mettra à table, et dans une demi-heure il vous recevra. Ainsi prenez patience. »

Hippocrate rentra en effet quelques instants après. En quatre bouchées il eut fini son repas, comme le font tous les gens actifs. « Monsieur, lui dit l'esclave, un paysan désire ardemment vous parler.

— Fais entrer au cabinet. »

Hippocrate s'essuya les lèvres, se lava les mains, remercia les dieux de la nourriture qu'il venait de prendre, et à pas comptés il se dirigea vers son sanctuaire. Il referma la porte derrière lui.

En trois bonds Ctésias fut sur le toit et aux écoutes. Les quelques mots du paysan l'avaient intrigué. Il écouta, il entendit, il vit.

« Docteur, dit l'Arcadien, voici mon cas. Avant-hier, en moissonnant sur les flancs du mont Pholoé, une araignée sautant d'un épi sur mon visage s'est introduite dans ma narine gauche, et s'est mise à grimper là dedans comme dans une cheminée; j'ai bien essayé de la saisir, mais plus je la touchais, plus elle montait; je reniflais, j'éternuais, elle montait toujours; et aujourd'hui je la sens là (et il montrait le côté gauche du crâne). Je souffre des douleurs atroces. Coûte que coûte, il faut que vous me l'enleviez.

— Mais c'est une opération très-grave, mon ami, qu'il faut vous faire !

— Je suis résigné; une fois mort, je ne souffrirai plus ».

Hippocrate se mit à l'œuvre séance tenante. Saisissant son chef de section, le bistouri, de la main droite, et tendant le cuir chevelu, préalablement rasé, de la main gauche, il fit très-lestement une large incision cruciale. Décollant les lambeaux de tous côtés, il mit à nu la boîte crânienne. Il épongea rapidement la surface saignante, et prenant le trépan muni de sa plus grande couronne, en quelques tours de vilebrequin il emporta une plaque osseuse du diamètre d'une pièce de cent sous : le malade n'avait pas bronché, ni proféré un seul cri. Continuant son œuvre, l'opérateur incisa les enveloppes du cerveau, et à sa grande joie il aperçut l'araignée fixée dans la substance cérébrale, à l'endroit même que le malade avait indiqué. Hippocrate saisit les pinces et les approcha lentement de l'animal pour l'agrafer ; celui-ci, sentant ou voyant le danger, s'enfonça plus avant dans le cerveau. Puis il revint à la surface ; Hippocrate essaya de nouveau de la pincer, mais l'animal s'enfonça derechef. Cette manœuvre dura plus de vingt minutes. Le chirurgien était dans un cruel embarras ; vingt fois il avait essayé et vingt fois ses essais avaient été infructueux. Que faire ? Jamais dans sa pratique il ne s'était trouvé dans une pareille perplexité.

Ctésias, du haut de son poste, lui dit :

« Maître, prenez donc le fer rouge et brûlez-la. »

Ce fut un trait de lumière pour Hippocrate. Sitôt dit, sitôt fait. Prenant un cautère dans le fourneau, il cautérisa l'araignée sur place, pansa le malade et le renvoya en lui faisant les recommandations convenables.

A nous deux, Ctésias ! — Il paraît que mon esclave n'est pas aussi idiot que je le croyais. — « Ctésias ! Ctésias ! viens ici, vil esclave ! où es-tu ? »

Il le chercha partout, fouilla tous les recoins, monta sur les toits et ne le trouva point.

Le Persan avait décampé.

Hippocrate courut immédiatement chez le commissaire central de l'époque, lui raconta l'affaire et lui dit que si on n'arrêtait pas le coupable, c'en était fait de la médecine de la Grèce, parce qu'on lui avait volé tous ses secrets qu'on exploiterait en pays étranger. L'autorité, comprenant les justes réclamations du prince de la médecine, mit sur pied tous ses agents de police, avec ordre de ramener Ctésias mort ou vif.

Tous rentrèrent au bureau sans avoir des nouvelles du fugitif. Un matelot ayant eu connaissance de l'affaire vint dire qu'un jeune homme, dont le signalement répondait bien à celui qui avait été donné à la police, s'était embarqué dans l'après-midi au Pirée, à bord d'un navire persan, et qu'il filait toutes voiles déployées vers l'Asie Mineure. La fureur d'Hippocrate ne connut plus de bornes.

Athènes, qui avait été prise par Lysandre quelques années auparavant, en 404, subissait le joug des *trente tyrans*. Le médecin de Cos alla trouver celui qui était au pouvoir et le supplia de demander l'extradition de Ctésias. Le potentat eut toutes les peines du monde à lui faire comprendre qu'aucune loi internationale ne régissait cette matière; il ne fallait pas non plus songer à poursuivre le coupable; il avait seize heures d'avance et un vent favorable.

Hippocrate dut rengaîner sa mauvaise humeur
« C'est égal, disait-il, tôt ou tard nous nou'
reverrons. »

Quelques années plus tard, les relations entre
la Grèce et la Perse étant assez fréquentes, on
apprit que Ctésias faisait merveille dans la pratique de la médecine; il était le premier médecin
d'Artaxercès Memnon, de tous les satrapes et de
tout ce qu'il y avait de distingué à la cour du
roi de Perse. Sa réputation était si grande qu'on
parlait presque de le faire venir en Grèce (1),
parce qu'il était originaire de ce pays.

Hippocrate n'en dormait plus. Il se dit qu'aux
grands maux il fallait les grands remèdes. Il pria
le ministre des affaires etrangères de proposer,
par voie diplomatique, un cartel scientifique
au médecin persan. Celui-ci accepta la proposition, et il fut convenu que chacun d'eux
préparerait un poison à sa guise et un contre-
poison. Hippocrate devait avaler le poison de
Ctésias et prendre son propre contre-poison;
Ctésias avalerait le toxique d'Hippocrate et son
antidote à lui. L'ancien esclave craignant avec
raison la fureur des Athéniens, exigea un sauf-
conduit, il voulut aussi que le combat eût lieu
en public, et fût annoncé deux mois à l'avance
dans toute la Grèce et toute la Perse. Ces con-
ditions ainsi réglées furent acceptées et exé-

(1) Les sommaires et les fragments de Ctésias
publiés par Henri Estienne, avec une traduction latine,
se trouvent à la suite de plusieurs éditions d'Hérodote.

7.

cutées de part et d'autre. Le jour de ce combat fut fixé au lendemain des Ides de juin (ce jour-là passait pour funeste).

La veille, Ctésias débarqua au Pirée et alla présenter son passe-port à la police d'Athènes. Une foule immense était accourue de tous les pays, de l'Illyrie, du Péloponèse, de la Perse, du Bosphore. La ville d'Athènes regorgeait d'étrangers venus pour voir ce spectacle d'un genre tout nouveau et unique dans les annales de l'histoire.

Le jour fixé, à six heures du matin, on enferma les deux champions, chacun dans une cellule du grand amphithéâtre d'Athènes, et on leur donna tout ce qu'ils demandèrent pour leurs préparations. On leur accorda quatre heures pour préparer le poison, et deux heures pour le contre-poison.

On ouvrit de bonne heure les portes de l'amphithéâtre. La foule, en habits de fête, qui stationnait anxieuse sur les places publiques, se rua dans les corridors et les vomitoires pour arriver aux gradins et avoir une bonne place. Les hommes se précipitèrent en jouant des coudes dans la partie disposée pour le vulgaire, nommée *popularium*. Les femmes étaient assises sur les gradins les plus hauts et séparées des hommes; leurs brillantes toilettes les faisaient ressembler à un parterre de fleurs. Comme toujours elles formaient la partie la plus bruyante de l'assemblée. Beaucoup de regards se dirigeaient de leur côté, surtout des rangs des spectateurs jeunes et non mariés, qui avaient aussi leurs places à part. Les siéges les plus bas et qui environnaient immédiatement l'arène étaient occupés par les personnes les plus riches et de la naissance la plus illustre, les magistrats, les sénateurs et les membres du corps équestre. Les corridors et les passages étaient bondés de monde; il n'y eut pas assez de place pour tous, et les retardataires restèrent à la porte.

Le temps était sombre, la température lourde, et bien que le soleil ne voulût pas être témoin de la scène qui allait se passer, les employés de l'amphithéâtre s'occupaient de tendre les *velaria*, vastes rideaux qui recouvraient tous les assistants.

Quand la clepsydre marqua midi, sur un signe des édiles le tumulte cessa tout à coup, les ouvriers abandonnèrent leur travail et la foule s'apaisa.

Les autorités d'Athènes et le ministre persan descendirent dans l'arène pour régler les dernières formalités de la lutte. On donna l'ordre d'ouvrir les cellules. Hippocrate s'avança grave, pensif et majestueux. Ctésias, le sourire aux lèvres, arriva d'un pas plus juvénile.

On tira au sort pour savoir lequel des deux médecins devait avaler le premier le poison. Le nom de Ctésias sortit de l'urne.

Les autorités retournèrent à leur place.

Hippocrate se frottant les mains courut à sa

cellule et en rapporta le poison. Il avait préparé une pilule et la tendant à Ctésias :

— Confrère, avalez-moi cela !

Le Persan prit la boulette, l'examina un moment et l'avala. Immédiatement il ingurgita son contre-poison, mais sans se presser.

On attendit une demi-heure pour voir l'effet. La populace, le cou tendu, les yeux ouverts, était haletante. Un silence glacial régnait dans l'assemblée. Tous retenaient la respiration, un sentiment d'oppression pesait sur les poitrines, le cœur ne battait plus. Cet état d'angoisse dura à peu près vingt minutes. Le médecin persan était calme, il allait et venait dans l'arène comme s'il n'avait rien pris. La foule était étonnée. Il paraît, disait-on, que le contre-poison était bon. Hippocrate voyant cela ne se sentit pas rassuré. Il ne put pas s'expliquer comment son partenaire avait pu trouver un antidote à son poison, qui la veille, à une dose infinitésimale, avait foudroyé un bœuf en quelques minutes. Il pâlit un instant, mais sa forte complexion reprit le dessus ; il fit bonne contenance.

La demi-heure écoulée, un mouvement universel agita la nombreuse assemblée ; le peuple respira plus à l'aise et chacun se replaça plus commodément sur son siége. Une pluie agréable fut lancée par les conduits pour rafraîchir les spectateurs ; et pendant cette bienfaisante rosée chacun disait son mot sur la scène qui venait d'avoir lieu. L'intérêt du public était vivement excité. Ctésias venait de se concilier la faveur générale; mais le profond savoir d'Hippocrate et les éminents services rendus à son pays lui avaient conquis d'avance tous les cœurs.

Un nouveau signal annonça à la foule le tour d'Hippocrate. Une crainte convulsive fit frémir la populace. Un silence profond, indiquant la puissance où l'intérêt était parvenu, régna dans l'amphithéâtre qui semblait sous l'empire d'un rêve terrible.

Ctésias se dirigea vers sa cellule, referma la porte et se fit même attendre quelques instants. Le public allait s'impatienter. Au bout de cinq minutes Ctésias sortit, la main et le bras enveloppés de filasse, et tenant à bras tendu un long bâton au bout duquel était un petit flacon hermétiquement fermé. Et s'adressant à Hippocrate :

— Mon cher maître, dit-il, buvez cela.

Hippocrate hésita, son visage devint d'une pâleur mortelle. — Diable, pensa-t-il, si lui-même ne peut pas toucher son poison, cela doit être rudement fort.

— Allons, buvez.

Et le maître faisant alors un effort sur lui-même, saisit fiévreusement le flacon, le déboucha et le porta à ses lèvres; instantanément il chancela et tomba à la renverse. Il était mort !!!

On accourut aussitôt, Ctésias lui-même fut des plus empressés, mais il ne put que constater la mort réelle. « C'est, dit-il, une syncope mortelle par arrêt du cœur.

— Imposteur ! assassin ! c'est votre poison qui l'a tué ! mort à l'empoisonneur ! » mille et mille personnes poussèrent ce cri, descendirent des hauteurs de l'amphithéâtre et se précipitèrent dans la direction du médecin persan. En vain l'édile commandait, en vain le préteur élevait la voix et proclamait les conventions, le peuple était féroce. Excités, enflammés par le spectacle de la victime étendue à terre, les habitants d'Athènes oubliaient l'autorité de leurs magistrats. C'était une de ces terribles émotions populaires fréquentes parmi les multitudes ignorantes, moitié libres, moitié serviles, et que la constitution particulière des provinces grecques produisait fréquemment. Le pouvoir du préteur était un roseau au milieu du tourbillon. Cependant à son ordre, les gardes s'étaient rangés autour du médecin persan et de sa victime ; les vagues de cette mer humaine s'arrêtèrent tout au plus pour laisser à Ctésias le temps de calculer l'instant précis de sa mort.

Celui-ci se vit perdu, mais le sang-froid vint en aide à son courage ; il fixa ses yeux sur la foule qui s'avançait grossissant toujours. Il étendit la main vers le ciel, et son front calme et serein, ses traits reflétant une conscience tranquille prirent une expression des plus solennelles et des plus imposantes :

— Vous dites, s'écria-t-il d'une voix de tonnerre qui domina les clameurs de la foule, vous dites que mon poison a tué Hippocrate ! Eh bien! regardez! mon flacon ne contient que de l'eau pure! la preuve, la voilà! et il avala le reste du flacon...

Il se fit un silence de mort, un silence effrayant; les spectateurs se regardèrent les uns les autres, muets. Le murmure de haine et d'horreur qui s'était élevé contre le Persan, expira dans un silence d'admiration involontaire et respectueuse; avec un soupir prompt et convulsif, qui sortit comme d'un seul corps de cette masse animée, la foule détourna ses regards de Ctésias et s'écoula morne et silencieuse, écrasée sous le poids de sa stupéfaction.

* * *

LE QUINQUINA (1)

Poëme (1682), par J. de LAFONTAINE.

A MADAME LA DUCHESSE DE BOUILLON

—

Je ne voulais chanter que les héros d'Esope :
Pour eux seuls en mes vers j'invoquais Calliope;

(1) Ce poëme de notre grand fabuliste est peu connu; on ne sait pas assez que Lafontaine était non-seulement un grand philosophe, mais aussi un physiologiste parfaitement au courant des doctrines médicales de son temps. Assurément ses explications pathologico-physiologiques nous font sourire, de même que les nôtres seront prises en pitié par nos descendants; mais nous devons remarquer, qu'avec son grand bon sens, il a toujours su adopter parmi toutes celles qui avaient cours alors, la théorie la plus exacte, et que nous-mêmes, nous regardons comme la plus rationnelle.

Même j'allais cesser et regardais le port,
La raison me disait que mes mains étaient lasses :
Mais un ordre est venu plus puissant et plus fort
Que la raison; cet ordre, accompagné de grâces,
Ne laissant rien de libre au cœur ni dans l'esprit,
M'a fait passer le but que je m'était prescrit.
Vous vous reconnaissez à ces traits, Uranie :
C'est pour vous obéir, et non point par mon choix,
Qu'à des sujets profonds j'occupe mon génie,
Disciple de Lucrèce une seconde fois.
Favorisez cet œuvre ; empêchez qu'on ne die
Que mes vers sous le poids languiront abattus :
Protégez les enfants d'une muse hardie;
Inspirez-moi, je veux qu'ici l'on étudie
D'un présent d'Apollon la force et les vertus.
Après que les humains, œuvre de Prométhée,
Furent participants du feu qu'au sein des dieux
Il déroba pour nous d'une audace effrontée,
Jupiter assembla les habitants des cieux.
Cette engeance, dit-il, est donc notre rivale;
Punissons des humains l'infidèle artisan :
Tâchons par tout moyen d'altérer son présent.
Sa main du feu divin leur fut trop libérale :
Désormais nos égaux, et tout fiers de nos biens,
Ils ne fréquenteraient vos temples ni les miens.
Envoyons-leur de maux une troupe fatale,
Une source de vœux, un fonds pour nos autels.
Tout l'Olympe applaudit : aussitôt les mortels
Virent courir sur eux avecque violence
Pestes, fièvres, poisons répandus dans les airs.
Pandore ouvrit sa boite; et mille maux divers
S'en vinrent au secours de notre intempérance.
Un des dieux fut touché du malheur des humains :
C'est celui qui pour nous sans cesse ouvre les mains
C'est Phébus Apollon. De lui vient la lumière,
La chaleur qui descend au sein de notre mère,
Les simples, leur emploi, la musique, les vers,
Et l'or, si c'est un bien que l'or pour l'univers.
Ce dieu, dis-je, touché de l'humaine misère,
Produisit un remède au plus grand de nos maux :

C'est l'écorce du kin, seconde panacée,
Loin des peuples connus, Apollon l'a placée.
Entre elle et nous s'étend tout l'empire des flots.
Peut-être a-t-il voulu la vendre à nos travaux,
Ou bien la devait-il donner pour récompense
Aux hôtes d'un climat où règne l'innocence.
O toi qui produisis ce trésor sans pareil,
Cet arbre, ainsi que l'or, digne fils du soleil,
Prince du double mont, commande aux neuf pucelles.
Que leur chœur pour m'aider députe deux d'entre elles.
J'ai besoin aujourd'hui de deux talents divers :
L'un est l'art de ton fils ; et l'autre, les beaux vers.
Le mal le plus commun, et quelqu'un même assure
Que seul on le peut dire un mal, à bien parler,
C'est la fièvre, autrefois espérance trop sûre
A Cloton quand ses mains se lassaient de filer.
Nous en avions en vain l'origine cherchée.
On prédisait son cours, on savait son progrès,
    On déterminait ses effets;
    Mais a cause en était cachée,
La fièvre, disait-on, a son siége aux humeurs.
Il se fait un foyer qui pousse ses vapeurs
    Jusqu'au cœur, qui les distribue
Dans le sang, dont la masse en est bientôt imbue.
Ces amas enflammés, pernicieux trésors,
Sur l'aile des esprits aux familles errantes,
    S'en vont infecter tout le corps,
    Sources de fièvres différentes.
Si l'humeur bilieuse a causé ces transports,
    Le sang, véhicule fluide
    Des esprits ainsi corrompus,
Par des accès de tierce à peine interrompus,
Va d'artère en artère attaquer le solide.
Toutes nos actions souffrent un changement.
Le test et le cerveau, piqués violemment,
Joignent à la douleur les songes, les chimères,
L'appétit de parler, effets trop ordinaires.
    Que si le venin dominant
    Se puise en la mélancolie,
J'ai deux jours de repos, puis le mal, survenant,

Jette un long ennui sur ma vie.
Ainsi parle l'école et tous ses sectateurs.
Leurs malades debout après force lenteurs
     Donnaient cours à cette doctrine :
     La nature, ou la médecine,
Ou l'union des deux, sur le mal agissait.
     Qu'importe qui ? l'on guérissait.
On n'exterminait pas la fièvre, on la laissait.
Le bon tempérament, le séné, la saignée ;
Celle-ci, disaient-ils, ôtant le sang impur
Et non comme aujourd'hui des mortels dédaignée ;
Celui-là, purgatif innocent et très-sûr
(Ils l'ont toujours cru tel), et le plus nécessaire,
     J'entends le bon tempérament,
Rendu meilleur encor par le bon aliment,
Remettaient le malade en son train ordinaire.
On se rétablissait, mais toujours lentement.
Une cure plus prompte était une merveille.
Cependant la longueur minait nos facultés.
     S'il restait des impuretés,
Les remèdes alors de nouveau répétés
Casse, rhubarbe, enfin mainte chose pareille,
Et surtout la diète, achevaient le surplus,
     Chassaient ces restes superflus,
Relâchaient, resserraient, faisaient un nouvel homme :
     Un nouvel homme ! un homme usé.
Lorsqu'avec tant d'apprêts cet œuvre se consomme,
Le trésor de la vie est bientôt épuisé.
Je ne veux pour témoins de ces expériences
Que les peuples sans lois, sans arts et sans sciences :
Les remèdes fréquents n'abrégent point leurs jours,
Rien n'en hâte le long et le paisible cours.
Telle est des Iroquois la gent presque immortelle
La vie après cent ans chez eux est encore belle.
Ils lavent leurs enfants aux ruisseaux les plus froids.
La mère au tronc d'un arbre, avecque son carquois,
Attache la nouvelle et tendre créature ;
Va sans art apprêter un mets non attaché.
Ils ne trafiquaient point des dons de la nature ;
Nous vendons cher les biens qui nous ont peu coûté

L'âge où nous sommes vieux est leur adolescence.
Enfin il faut mourir, car sans ce commun sort
Peut-être ils se mettraient à l'abri de la mort
       Par le secours de l'ignorance.
Pour nous, fils du savoir, ou, pour en parler mieux,
Esclaves de ce don que nous ont fait les dieux,
Nous nous sommes prescrit une étude infinie.
L'art est long, et trop courts les termes de la vie.
Un seul point négligé fait errer aisément.
Je prendrai de plus haut tout cet enchaînement,
Matière non encor par les Muses traitée,
Route qu'aucun mortel en ses vers n'a tentée :
Le dessein en est grand, le succès malaisé ;
Si je m'y perds, au moins j'aurai beaucoup osé.
Deux portes sont au cœur ; chacune a sa valvule.
Le sang, source de vie, est par l'une introduit.
L'autre, huissière, permet qu'il sorte et qu'il circule,
Des veines, sans cesser, aux artères conduit.
Quand le cœur l'a reçu, la chaleur naturelle
En forme ces esprits qu'animaux on appelle.
Ainsi qu'en un creuset il est raréfié.
Le plus pur, le plus vif, le mieux qualifié,
En atomes extrait quitte la masse entière,
S'exhale, et sort enfin par le reste attiré.
Ce reste rentre encore, est encore épuré ;
Le chyle y joint toujours matière sur matière.
Ces atomes font tout : par les uns nous croissons ;
Les autres, des objets touchés en cent façons
Vont porter au cerveau les traits dont ils s'empreignent,
      Produisent la sensation.
      Nulles prisons ne les contraignent ;
      Ils sont toujours en action.
Du cerveau dans les nerfs ils entrent, les remuent ;
C'est l'état de la veille ; et réciproquement,
Sitôt que moins nombreux en force ils diminuent,
Les fils des nerfs lâchés font l'assoupissement.
Le sang s'acquitte encor chez nous d'un autre office.
En passant par le cœur il cause un battement ;
C'est ce qu'on nomme pouls, sûr et fidèle indice
      Des degrés du fiévreux tourment.

Autant de coups qu'il réitère,
Autant et de pareils vont d'artère en artère
Jusqu'aux extrémités porter ce sentiment
Notre santé n'a point de plus certaine marque
Qu'un pouls égal et modéré;
Le contraire fait voir que l'être est altéré;
Le faible et l'étouffé confine avec la Parque,
Et tout est alors déploré.
Que l'on ait perdu la parole,
Ce truchement pour nous dit assez notre mal,
Assez il fait trembler pour le moment fatal :
Esculape en fait sa boussole.
Si toujours le pilote a l'œil sur son aimant,
Toujours le médecin s'attache au battement,
C'est son guide; ce point l'assure et le console
En cette mer d'obscurités
Que son art dans nos corps trouve de tous côtés.
Ayant parlé du pouls, le frisson se présente.
Un froid avant-coureur s'en vient nous annoncer
Que le chaud de la fièvre aux membres va passer.
Le cœur le fomentait, c'est au cœur qu'il s'augmente,
Et qu'enfin, parvenant jusqu'à certain excès,
Il acquiert un degré qui forme les accès.
Si j'excellais en l'art où je m'applique,
Et que l'on pût tout réduire à nos sons,
J'expliquerais par raison mécanique
Le mouvement convulsif des frissons :
Mais le talent des doctes nourrissons
Sur ce sujet veut une autre matière :
Il semble alors que la machine entière
Soit le jouet d'un démon furieux.
Muse, aide-moi; viens sur cette matière
Philosopher en langage des dieux.
Des portions d'humeur grossière,
Quelquefois compagnes du sang,
Le suivent dans le cœur, sans pouvoir, en passant,
Se subtiliser de manière
Qu'il naisse des esprits en même quantité
Que dans le cours de la santé.
Un sang plus pur s'échauffe avec plus de vitesse :

L'autre reçoit plus tard la chaleur pour hôtesse ;
Le temps l'y sait aussi beaucoup mieux imprimer.
Le bois vert, plein d'humeurs, est long à s'allumer :
Quand il brûle, l'ardeur en est plus véhémente.
Ainsi ce sang chargé, repassant par le cœur,
S'embrase d'autant plus que c'est avec lenteur,
Et regagne au degré ce qu'il perd par l'attente.
Ce degré, c'est la fièvre. A l'égard des retours
     A certaine heure, en certains jours,
C'est un point inscrutable, à moins qu'on ne le fonde
Sur les moments prescrits à cuire ou consumer
L'aliment ou l'humeur qui s'en est pu former.
     Il n'est merveille qui confonde
Notre raison aveugle en mille autres effets
Comme ces temps marqués où nos maux sont sujets.
Vous qui cherchez dans tout une cause sensible,
     Dites-nous comme il est possible
Qu'un corps dans le désordre amène réglément
     L'accès ou le redoublement.
Pour moi, je n'oserais entrer dans ce dédale,
Ainsi de ces retours je laisse l'intervalle :
Je reviens au frisson, qui du défaut d'esprits
     Tient sans doute son origine.
Les muscles moins tendus, comme étant moins remplis,
     Ne peuvent lors dans la machine
Tirer leurs opposés de même qu'autrefois,
Ni ceux-ci succéder à de pareils emplois.
Tout le peuple mutin, léger et téméraire,
Des vaisseaux mal fermés en tumulte sortant,
     Cause chez nous dans cet instant
     Un mouvement involontaire.
Le peu qui s'en produit sort du lieu non gonflé,
Comme on voit l'air sortir d'un ballon mal enflé.
La valvule en la veine, au ballon la languette,
Geôlière peu soigneuse à fermer la prison,
Laisse enfin échapper la matière inquiète,
Aussitôt les esprits agitent sans raison,
De çà, de là, partout où le hasard les pousse,
Notre corps, qui frémit à leur moindre secousse.
Le malade ressemble alors à ces vaisseaux

Que de vents opposés et de contraires eaux
Ont pour but des débris que leurs fureurs méditent ;
Les ministres d'Eole et le flot les agitent :
Maint coup, maint tourbillon les pousse à tous
[moments,
Frêle et triste jouet de la vague et des vents.
En tel et pire état le frisson vient réduire,
Ceux qu'un chaud véhément menace de détruire
Il n'est muscle ni membre en l'assemblage entier
Qui ne semble être près du naufrage dernier.
De divers ennemis à l'envi nous traversent,
Malheureuse carrière où ces démons s'exercent !
Si le mal continue, et que d'aucun repos
La fièvre n'ait borné ses funestes complots,
Dans les fébricitants il n'est rien qui ne pèche ;
Le palais se noircit, et la langue se sèche ;
On respire avec peine, et d'un fréquent effort :
Tout s'altère, et bientôt la raison prend l'essor,
Le médecin confus redouble les alarmes
        Une famille tout en larmes
Consulte ses regards : il a beau déguiser,
Aucun des assistants ne s'y laisse abuser,
Le malade lui-même a l'œil sur leur visage
Tout ce qui l'environne est d'un triste présage,
Sa moitié, ses enfants, l'un l'appui de ses jours,
Un autre entre les bras de ses chastes amours,
Une fille pleurante, et déjà destinée
Aux prochaines douceurs d'un heureux hyménée.
Alors, alors, il faut oublier ces plaisirs.
L'âme en soi se ramène, encor que nos désirs
Renoncent à regret à des restes de vie.
Douce lumière, hélas ! me seras-tu ravie ?
Ame, où t'envoles-tu sans espoir de retour ?
Le malade, arrivé près de son dernier jour,
Rappelle ces moments où personne ne songe
Aux remords trop tardifs où cet instant nous plonge,
Sur ce qu'il a commis il tâche à repasser :
En vain, car le transport à ce faible penser
Fait bientôt succéder les folles rêveries,
Le délire, et souvent le poison des furies.

On tente l'émétique alors infructueux,
Puis l'art nous abandonne au remède des vœux.
Pandore, que ta boite en maux était féconde!
Que tu sus tempérer les douceurs de ce monde!
A peine en sommes-nous devenus habitants,
Qu'entourés d'ennemis dès les premiers instants,
Ils nous faut par .des pleurs ouvrir notre carrière
On n'a pas le loisir de goûter la lumière
Misérables humains, combien possédez-vous
   Un présent si cher et si doux?
Retranchez-en le temps dont Morphée est le maitre .
   Retranchez ces jours superflus
   Où notre âme, ignorant son être,
Ne se sent pas encore, ou bien ne se sent plus :
Otez le temps des soins, celui des maladies,
Intermède fatal qui partage nos vies
La fièvre quelquefois fait que dans nos maisons
Nous passons sans soleil trois retours de saisons.
   Ce mal a le pouvoir d'étendre
Autant et plus encore son long et triste cours;
   Un de ces trois cercles de jours
Se passe à le souffrir, deux autres à l'attendre.
Mais c'est trop s'arrêter à des sujets de pleurs :
Allons quelques moments dormir sur le Parnasse,
Nous en célébrerons avecque plus de grâce
Le présent qu'Apollon oppose à ces malheurs.

CHANT SECOND

Enfin, grâce au démon qui conduit mes ouvrages,
Je vais offrir aux yeux de moins tristes images,
Par lui j'ai peint le mal, et j'ai lieu d'espérer
Qu'en parlant du remède il viendra m'inspirer.
On ne craint plus cette hydre aux têtes renaissantes,
La fièvre exerce en vain ses fureurs impuissantes :
D'autres temps sont venus : Louis règne, et les dieux
Réservaient à son siècle un bien si précieux;
A son siècle ils gardaient l'heureuse découverte

D'un bois qui tous les jours cause au Styx quelque
[perte.
Nous n'avons pas toujours triomphé de nos maux :
Le ciel nous a souvent envoyé des travaux.
D'autres temps sont venus : Louis règne, et la Parque
Sera lente à trancher nos jours sous ce monarque.
Son mérite a gagné les arbitres du sort;
Les destins avec lui semblent être d'accord.
Durez, bienheureux temps, et que sous ces auspices
Nous portions chez les morts plus tard nos sacrifices.
J'en conjure le dieu qui m'inspire ces vers:
Je t'en conjure aussi, père de l'univers,
Et vous, divinités aux hommes bienfaisantes,
Qui tempérez les airs, qui régnez sur les plantes,
Concourez pour lui plaire, empêchez les humains
D'avancer leur tribut au roi des peuples vains.
J'enseigne là-dessus une nouvelle route :
C'est le bien des mortels, que tout mortel m'écoute.
J'ai fait voir ce que croit l'école et ses suppôts :
On a laissé longtemps leur erreur en repos.
Le quina l'a détruite, on suit des lois nouvelles
Arrière les humeurs! qu'elles pèchent ou non;
La fièvre est un levain qui subsiste sans elles :
     Ce mal si craint n'a pour raison
Qu'un sang qui se dilate et bout dans sa prison.
On s'est formé jadis une semblable idée
Des eaux dont tous les ans Memphis est inondée.
     Plus d'un naturaliste a cru
Que les esprits nitreux d'un ferment prétendu
Faisaient croître le Nil, quand toute eau se renferme
     Et n'ose outrepasser le terme
Que d'invisibles mains sur ses bords ont écrit.
Celle-ci seule échappe, et dédaigne son lit :
Les nymphes de ce fleuve errent dans les campagnes
Sous les signes brûlants, et pendant plusieurs jours.
D'où vient, dit un auteur, qu'il enfle alors son cours?
Le climat est sans pluie; on n'entend aux montagnes
     Bruire en ces lieux aucuns **torrents**;
     En ces lieux nuls ruisseaux courants
N'augmentent le tribut dont s'arrosent les plaines.

Si l'on croit cet auteur, certain bouillonnement,
Par le nitre causé, fait ce débordement.
C'est ainsi que le sang fermente dans nos veines,
Qu'il y bout, qu'il s'y meut dilaté par le cœur.
    Les esprits alors en fureur
Tâchent par tous moyens d'ébranler la machine.
On frissonne, on a chaud. J'ai déduit ces effets
    Selon leur ordre et leur progrès.
Dès qu'un certain acide en notre corps domine,
Tout fermente, tout bout, les esprits, les liqueurs;
Et la fièvre de là tire son origine,
    Sans autre vice des humeurs.
Que faisaient nos aïeux pour rendre plus tranquille
Ce sang ainsi bouillant? Ils saignaient, mais en vain :
    L'eau qui reste en l'éolipyle
Ne se refroidit pas quand il devient moins plein.
L'air en soufflant fait voir que la liqueur enclose
Augmente de chaleur, déchue en quantité :
Le souffle alors redouble, et cet air irrité
Ne trouve du repos qu'en consumant sa cause.
Du sentiment fiévreux on tranche ainsi le cours;
Il cesse avec le sang, le sang avec nos jours.
Tout mal a son remède au sein de la nature.
Nous n'avons qu'à chercher : de là nous sont venus
    L'antimoine avec le mercure,
    Trésors autrefois inconnus.
Le quin règne aujourd'hui : nos habiles s'en servent
    Quelques-uns encore conservent,
    Comme un point de religion,
L'intérêt de l'école et leur opinion,
Ceux-là même y viendront, et désormais ma veine
Ne plaindra plus des maux dont l'art fait son domaine.
Peu de gens, je l'avoue, ont part à ce discours :
Ce peu c'est encore trop. Je reviens à l'usage
D'une écorce fameuse, et qui va tous les jours
Rappeler des mortels jusqu'au sombre rivage.
Un arbre en est couvert, plein d'esprits odorants,
Bas de tige, étendu, protecteur de l'ombrage :
Apollon a doué de cent dons différents
    Son bois, son fruit et son feuillage.

Le premier sert à maint ouvrage,
Il est ondé d'aurore, on en pourrait orner
Les maisons où le luxe a droit de dominer.
Le fruit a pour pépins une graine onctueuse,
D'ample volume, et précieuse :
Elle a l'effet du baume, et fournit aux humains,
Sans le secours du temps, sans l'adresse des mains,
Un remède à mainte blessure.
Sa feuille est semblable en figure
Aux trésors toujours verts que mettent sur leur front
Les héros de la Thrace et ceux du double mont.
Cet arbre ainsi formé se couvre d'une écorce
Qu'au cinnamone on peut comparer en couleur.
Quant à ses qualités, principes de sa force,
C'est l'âpre, c'est l'amer, c'est aussi la chaleur.
Celle-ci cuit les sucs de qualité louable,
Dissipe ce qui nuit ou n'est point favorable ;
Mais la principale vertu
Par qui soit ce ferment dans nos corps combattu,
C'est cet amer, cet âpre, ennemis de l'acide,
Double frein qui, domptant sa fureur homicide,
Apaise les esprits de colère agités.
Non qu'enfin toutes âpretés
Causent le même effet, ni toutes amertumes :
La nature, toujours diverse en ses coutumes,
Ne fait point dans l'absinthe un miracle pareil ;
Il n'est dû qu'à ce bois, digne fils du soleil
De lui dépend tout l'effet du remède,
Seul il commande aux ferments ennemis,
Bien que souvent on lui donne pour aide
La centaurée, en qui le ciel a mis
Quelque âpreté, quelque force astringente,
Non d'un tel prix, ni de l'autre approchante,
Mais quelquefois fébrifuge certain.
C'est une fleur digne aussi qu'on la chante ;
J'ai dit sa force, et voici son destin.
Fille jadis, maintenant elle est plante.
Aide-moi, Muse, à rappeler
Ces fastes qu'aux humains tu daignas révéler.
On dit, et je le crois, qu'une nymphe savante

L'eut du sage Chiron, et qu'ils lui firent part
    Des plus beaux secrets de leur art.
Si quelque fièvre ardente attaquait ses compagnes,
    Si, courant parmi les campagnes,
Un levain trop bouillant en voulait à leurs jours,
La belle à ses secrets avait alors recours.
Il ne s'en trouva point qui pût guérir son âme
Du ferment obstiné de l'amoureuse flamme.
Elle aimait un berger qui causa son trépas.
Il la vit expirer et ne la plaignit pas.
Les dieux pour le punir en marbre le changèrent.
L'ingrat devint statue, elle fleur, et son sort
Fut d'être bienfaisante encore après sa mort;
Son talent et son nom toujours lui demeurèrent.
Heureuse si quelque herbe eût su calmer ses feux!
Car de forcer un cœur il est bien moins possible,
Hélas! aucun secret ne peut rendre sensible,
Nul simple n'adoucit un objet rigoureux;
    Il n'est bois, ni fleur, ni racine,
    Qui dans les tourments amoureux
    Puisse servir de médecine.
La base du remède étant ce divin bois,
Outre la centaurée on y joint le genièvre;
    Faible secours, et secours toutefois.
De prescrire à chacun le mélange et le poids,
Un plus savant l'a fait : examinez la fièvre,
    Regardez le tempérament;
Doublez, s'il est besoin, l'usage de l'écorce;
Selon que le malade a plus ou moins de force,
Il demande un quina plus ou moins véhément.
Laissez un peu de temps agir la maladie :
Cela fait, tranchez court; quelquefois un moment
    Est maître de toute une vie.
Ce détail est écrit; il en court un traité.
    Je loûrais l'auteur et l'ouvrage :
L'amitié le défend et retient mon suffrage;
C'est assez à l'auteur de l'avoir mérité.
Je lui dois seulement rendre cette justice,
Qu'en nous découvrant l'art il laisse l'artifice,
    Le mystère, et tous ces chemins

Que suivent aujourd'hui la plupart des humains.
   Nulle liqueur au quina n'est contraire :
   L'onde insipide et la cervoise amère,
   Tout s'en imbibe; il nous permet d'user
   D'une boisson en tisane apprêtée
   Diverses gens l'ayant su déguiser,
   Leur intérêt en a fait un Protée
   Même on pourrait ne le pas infuser,
   L'extrait suffit : préférez l'autre voie,
   C'est la plus sûre, et Bacchus vous envoie
   De pleins vaisseaux d'un jus délicieux,
   Autre antidote, autre bienfait des cieux.
   Le moût surtout, lorsque le bon Silène,
   Bouillant encore, le puise à tasse pleine,
   Sait au remède ajouter quelque prix;
   Soit qu'étant plein de chaleur et d'esprits.
   Il le sublime et donne à sa nature
   D'autres degrés qu'une simple teinture;
   Soit que le vin par ce chaud véhément
   S'imprègne alors beaucoup plus aisément,
   Ou que bouillant il rejette avec force
   Tout l'inutile et l'impur de l'écorce :
   Ce jus enfin pour plus d'une raison
   Partagera les honneurs d'Apollon.
   Nés l'un pour l'autre ils joindront leur puissance
   Entre Bacchus et le sacré vallon
   Toujours on vit une étroite alliance.
   Mais, comme il faut au quina quelque choix,
   Le vin en veut aussi bien que ce bois :
   Le plus léger convient mieux au remède;
   Il porte au sang un baume précieux,
   C'est le nectar que verse Ganymède
   Dans les festins du monarque des dieux.
Ne nous engageons point dans un détail immense;
Les longs travaux pour moi ne sont plus de saison;
Il me suffit ici de joindre à la raison
     Les succès de l'expérience.
Je ne m'arrête point à chercher dans ces vers
Qui des deux amena les arts dans l'univers;
Nos besoins proprement en font leur apanage :

Les arts sont les enfants de la nécessité,
Elle aiguise le soin, qui, par elle excité,
      Met aussitôt tout en usage.
      Et qui sait si dans maint ouvrage
L'instinct des animaux, précepteurs des humains,
N'a point d'abord guidé notre esprit et nos mains?
Rendons grâce au hasard. Cent machines sur l'onde
Promenaient l'avarice en tous les coins du monde :
L'or entouré d'écueils avait des poursuivants;
Nos mains l'allaient chercher au sein de sa patrie :
Le quina vint s'offrir à nous en même temps,
Plus digne mille fois de notre idolâtrie.
Cependant près d'un siècle on l'a vu sans honneurs.
Depuis quelques étés qu'on brigue ses faveurs,
Quel bruit n'a-t-il pas fait! de quoi fument nos temples
Que de l'encens promis au succès de ses dons?
Sans me charger ici d'une foule d'exemples
Je me veux seulement attacher aux grands noms.
Combien a-t-il sauvé de précieuses têtes!
Nous lui devons Condé, prince dont les travaux,
L'esprit, le profond sens, la valeur, les conquêtes,
Serviraient de matière à former cent héros.
Le quin fera longtemps durer ses destinées.
Son fils, digne héritier d'un nom si glorieux,
Eût aussi sans ce bois langui maintes journées.
      J'ai pour garants deux demi-dieux :
Arbitres de nos jours, prolongez les années
De ce couple vaillant et né pour les hasards,
De ces chers nourrissons de Minerve et de Mars.
      Puisse mon ouvrage leur plaire!
Je toucherai du front les bords du firmament.
Et toi que le quina guérit si promptement,
      Colbert, je ne dois pas te taire;
Je laisse tes travaux, ta prudence et le choix
D'un prince que le ciel prendra pour exemplaire
Quand il voudra former de grands et sages rois.
D'autres que moi diront ton zèle et ta conduite,
Monument éternel aux ministres suivants:
Ce sujet est trop vaste, et ma muse est réduite
A dire les faveurs que tu fais aux savants.
                      S.

Un jour j'entreprendrai cette digne matière,
Car pour fournir encore une telle carrière
Il faut reprendre haleine : aussi bien, aujourd'hui,
Dans nos chants les plus courts on trouve un long
[ennui.

J'ajouterai sans plus que le quina dispense
De ce régime exact dont on suivait la loi.
Sa chaleur contre nous agit faute d'emploi;
Non qu'il faille trop loin porter cette indulgence
Si le quina servait à nourrir nos défauts,
Je tiendrais un tel bien pour le plus grand des maux.
Les Muses m'ont appris que l'enfance du monde,
Simple, sans passion, en désirs inféconde,
Vivant de peu, sans luxe, évitait les douleurs :
Nous n'avions pas en nous la source des malheurs
        Qui nous font aujourd'hui la guerre :
Le ciel n'exigeait lors nuls tributs de la terre :
L'homme ignorait les dieux, qu'il n'apprend qu'au
[besoin.

De nous les enseigner Pandore prit le soin :
Sa boite se trouva de poisons trop remplie.
Pour dispenser les biens et les maux de la vie,
En deux tonneaux à part l'un et l'autre fut mis.
Ceux de nous que Jupin regarde comme amis
Puisent à leur naissance en ces tonnes fatales
Un mélange des deux par portions égales :
Le reste des humains abonde dans les maux.
Au seuil de son palais Jupin mit ses tonneaux.
Ce ne fut ici-bas que plainte et que murmure;
On accusa des maux l'excessive mesure.
Fatigué de nos cris, le monarque des dieux
Vint lui-même éclaircir la chose en ces bas lieux.
La Renommée fit aussitôt le message.
Pour lui représenter nos maux et nos langueurs,
        On députa deux harangueurs,
De tout le genre humain le couple le moins sage,
        Avec un discours ampoulé
        Exagérant deux maladies :
        Jupiter en fut ébranlé.
Ils firent un portrait si hideux de nos vies,

Qu'il inclina d'abord à réformer le tout.
Momus, alors présent, reprit de bout en bout
De nos deux envoyés les harangues frivoles :
— N'écoutez point, dit-il, ces diseurs de paroles ;
Qu'ils imputent leurs maux à leur dérèglement,
Et non point aux auteurs de leur tempérament,
Cette race pourrait avec quelque sagesse
Se faire de nos biens à soi-même largesse.
Jupiter crut Momus ! il fronça les sourcils ;
Tout l'Olympe en trembla sur ses pôles assis.
Il dit aux orateurs : — Va, malheureuse engeance,
C'est toi seule qui rends ce partage inégal ;
En abusant du bien, tu fais qu'il devient mal,
Et ce mal est accru par ton impatience.
Jupiter eut raison, nous nous plaignons à tort :
La faute vient de nous aussi bien que du sort.
Les dieux nous ont jadis deux vertus disputées,
La constance aux douleurs et la sobriété :
C'était rectifier cette inégalité.
        Comment les avons-nous traitées ?
        Loin de loger en nos maisons
Ces deux filles du ciel, ces sages conseillères,
Nous fuyons leur commerce, elles n'habitent guères
        Qu'en des lieux que nous méprisons.
L'homme se porte en tout avecque violence,
        A l'exemple des animaux,
Aveugle jusqu'au point de mettre entre les maux
        Les conseils de la tempérance.
Corrigez-vous, humains ; que le fruit de mes vers
Soit l'usage réglé des dons de la nature.
Que si l'excès vous jette en ces ferments divers,
Ne vous figurez pas que quelque humeur impure
Se doive avec le sang épuiser dans nos corps.
Le quina s'offre à vous, usez de ses trésors,
Éternisez mon nom ; qu'un jour on puisse dire :
Le chantre de ce bois sut choisir ses sujets ;
        Phébus, ami des grands projets,
Lui prêta son savoir aussi bien que sa lyre.
J'accepte cet augure à mes vers glorieux :
Tout concourt à flatter là-dessus mon génie,

Je les ai mis au jour sous Louis, et les dieux
N'osaient s'opposer au vouloir d'Uranie.

LA FONTAINE.

* * *

LA MORT DE RABELAIS

Elle fut pareille à sa vie; car il conserva son humeur gaie jusqu'à ses derniers moments. Le cardinal du Bellay, sachant qu'il était fort malade, envoya un page pour s'informer de sa santé; il le fit entrer pendant qu'il recevait l'extrême-onction et que le prêtre était occupé à frotter ses pieds d'huile, et il lui dit : « Dis à ton maître, qu'il me faudra bientôt faire le voyage puisqu'on graisse mes bottes. » Un peu avant de mourir, il dit : « Tirez le rideau, la farce est jouée. »

* * *

LES COMMANDEMENTS DE LUCINE

Ton fils toi-même nourriras,
Afin qu'il vive longuement!
Autour de lui ménageras,
D'air frais et pur un bon courant!
Avec grand soin éviteras
Tout bruit dans son appartement!
De flanelle le couvriras
Et le tiendra bien chaudement!
Dans le maillot lui serreras
Son petit corps modérément!

Dix fois par jour le laveras,
Afin qu'il vienne proprement !
S'il s'échauffe, toi, tu boiras
Deux ou trois tasses de chiendent !
S'il a le flux lui pousseras
D'amidon, vite, un lavement !
Poudre de riz tu lui mettras
Pour le garer du frottement !
Force éponges prépareras,
Pour tous les cas... et accidents !

(Lyon médical.)

AVEU

Un monsieur souffrant d'une indisposition à laquelle les fruits et le melon ne sont pas étrangers, cause avec son médecin.

— Ce n'est rien, dit l'homme de l'art, Boerhaave disait : la tête et le ventre libres.

Le malade, avec élan :

— Mais, docteur, ce n'est plus de la liberté, chez moi, c'est de la licence.

LES COMMANDEMENTS

DE L'HOMŒOPATHIE.

L'Allopathe tu banniras
Et l'Hydropathe mêmement ;
L'Homœopathe adopteras
Afin de vivre longuement ;

A ses secours n'opposeras
Jamais aucun raisonnement.
Ses globules tu goberas
Pour tout mal indistinctement ;
Avec lui ne discuteras
Le prix de son médicament ;
Ses visites tu solderas
Très-cher et très-exactement ;
L'apothicaire tu fuiras
Comme un animal malfaisant ;
Aconit tu fréquenteras
Et belladone mêmement ;
Beefsteak aux pommes mangeras
Pour guérir tout dérangement ;
Entre deux airs tu soigneras
Rhume ou catharre violent ;
Par le cognac tu traiteras
L'ivrogne qui va chancelant ;
A ton docteur attribueras
Ta vie invariablement ;
Et de la mort accuseras
Dame Nature obstinément ;
Enfin, tout mal éviteras
Pour pouvoir vivre sainement ;
Et tes cors tu t'extirperas
A tout le moins une fois l'an.

Edouard Lefort.

* *

UNE MYSTIFICATION

—

Il y a quelques années, Brinon, ex-zouave et ancien prosecteur du professeur Gratiolet, ayant beaucoup étudié, en Afrique, le rat au point de vue comestible et comme animal d'agrément, confectionna une nouvelle tribu de ces rongeurs en leur soudant, par simple greffe, quelques centimètres de la queue au bout du museau. Il baptisa du nom de *rats à trompe du Sahara* ces hybrides de la nature et de l'art. Un très-savant membre de la Société d'acclimatation (1), qui vit encore, en acheta une paire trois cents francs, avec la louable intention de propager en France cette intéressante espèce, comme si nous manquions de rongeurs !

Ces estimables acclimateurs ne reculent devant aucuns sacrifices pour doter nos régions d'animaux utiles. Tout leur fait espérer que, dans un avenir prochain, ils pourront acclimater parmi nous le requin et le serpent boa.

Le client du zouave choyait ses rats à trompe et les montrait avec un orgueil bien légitime à ses collègues humiliés.

Mais, hélas ! dès la première génération, il s'aperçut que ses pensionnaires avaient été victimes, et lui aussi, d'une opération... commerciale. Les petits n'avaient pas besoin de cornac ; ils étaient dépourvus de trompe. Le savant n'est pas encore consolé des cruelles plaisanteries que lui a attirées cette tromperie.

Dr JOULIN.

(1) Ce savant mystifié ne serait autre que M. Bory de Saint-Vincent.

*
**

LE CROUP

. . . .
La mère dont je vais vous parler demeurait
A Blois, je l'ai connue en un temps plus prospère ;
Et sa maison touchait à celle de mon père.
Elle avait tous les biens que Dieu donne ou permet.
On l'avait mariée à l'homme qu'elle aimait.
Elle eut un fils : ce fut une ineffable joie.
Le premier-né couchait dans un berceau de soie ;
Sa mère l'allaitait ; il faisait un doux bruit
A côté du chevet nuptial ; et, la nuit,
La mère ouvrait son âme aux chimères sans nombre,
Pauvre mère ! et ses yeux resplendissaient dans l'ombre,
Quand, sans souffle, sans voix, renonçant au sommeil,
Penchée, elle écoutait dormir l'enfant vermeil.
Dès l'aube elle chantait, ravie et toute fière.
Elle se renversait sur sa chaise en arrière,
Son fichu laissant voir son sein gonflé de lait,
Et souriait au faible enfant et l'appelait
Ange, trésor, amour, et mille folles choses.
Oh ! comme elle baisait ces beaux petits pieds roses !
Comme elle leur parlait ! L'enfant charmant et nu
Riait et, par ses mains, sous les bras soutenu,
Joyeux, de ses genoux montait jusqu'à sa bouche,
Tremblant comme le daim qu'une feuille effarouche.
Il grandit. Pour l'enfant, grandir c'est chanceler.
Il se mit à marcher, il se mit à parler.
Il eut trois ans ; doux âge où déjà la parole
Comme le jeune oiseau bat de l'aile et s'envole.
Et la mère disait : « Mon fils ! » et reprenait :
« Voyez comme il est grand ! Il apprend ; il connait
« Ses lettres. C'est un diable ! Il veut que je l'habille
« En homme ; il ne veut plus de ses robes de fille.
« C'est déjà très-méchant ces petits hommes-là !
« C'est égal, il lit bien ; il ira loin ; il a
« De l'esprit ; je lui fais épeler l'évangile. »

Et ses yeux adoraient cette tête fragile,
Et femme heureuse, et mère au regard triomphant,
Elle sentait son cœur battre dans son enfant.
Un jour, — nous avons tous de ces dates funèbres, —
Le croup, monstre hideux, épervier des ténèbres,
Sur la blanche maison brusquement s'abattit
Horrible, et, se ruant sur le pauvre petit,
Le saisit à la gorge. O noire maladie
De l'air par qui l'on vit, sinistre perfidie !
Qui n'a vu se débattre, hélas ! ces doux enfants
Qu'étreint le croup féroce en ses doigts étouffants ?
Ils luttent ; l'ombre emplit lentement leurs yeux d'ange
Et de leur bouche froide il sort un râle étrange
Et si mystérieux qu'il semble qu'on entend
Dans leur poitrine, où meurt le souffle haletant,
L'affreux coq du tombeau chanter son aube obscure.
Tel qu'un fruit qui du givre a senti la piqûre,
L'enfant mourut. La mort entra comme un voleur
Et le prit. — Une mère, un père, la douleur,
Le noir cercueil, le front qui se heurte aux murailles,
Les lugubres sanglots qui sortent des entrailles.
Oh ! la parole expire où commence le cri ;
Silence aux mots humains ! . . . .

Victor Hugo.

ENTRE CONFRÈRES.

—

Le Dr Broca était à Séville ; ayant besoin de se faire raser, il fit venir le figaro le plus voisin. Celui-ci, sachant que son client était chirurgien, refusa toute rétribution pour ses bons offices et répondit avec un air fier et dédaigneux :

— Oh ! monsieur, est-ce qu'on fait de ces choses-là entre *confrères !*

9

Chacun sait qu'en Espagne, de nos jours encore, les barbiers s'occupent de chirurgie, comme cela se faisait jadis en France.

P. LABARTHE. *Les Médecins contemporains.*

*
**

BOUTADE.

—

Le médecin, savant et sans intrigue
A Paris meurt de faim,
Ou, s'il arrive enfin,
Savant ou non, il y meurt de fatigue.

AMÉDÉE C...

*
**

DEMANDE SCABREUSE

ET

PRÉVOYANCE CHARITABLE.

—

Le professeur Broca a fait pendant le siége une opération dangereuse.

Un garde national avait été si malheureusement blessé aux avant-postes, qu'on jugea nécessaire la privation qui fit le désespoir d'Héloïse et qui a donné à Abélard plus de célébrité que toute sa science.

Le malheureux supporta courageusement la section, qui se fit à merveille.

Mais il devint bientôt inquiet et préoccupé, et suivait chaque matin d'un regard anxieux le chef tout le long... le long de sa visite.

Enfin, un jour, il finit par exposer le sujet de ses soucis.

— Vraiment, monsieur le docteur, pourrai-je encore avoir des enfants ?

— Certainement, certainement, mon ami, lui répondit l'éminent professeur, vous le pourrez, n'ayez nul souci à cet égard.

Au moment de quitter son chef après la visite, l'interne lui demanda quelques explications au sujet de la réponse qu'il avait faite à cet infortuné :

— Mais vous n'avez pas pensé, mon jeune ami, tout ce qu'il y aurait eu de cruel pour ce malheureux si j'eusse dit la vérité et s'il avait trouvé par hasard des voisins complaisants !

LE MÉDECIN SÉVÈRE.

—

Pour un mal très-léger, le médecin Garus
Ordonnait à Mélisse une diète austère :
De l'eau, quelques bouillons, c'est assez, rien de plus:
« Jeûnez, pour vous guérir c'est le point nécessaire.
Gardez-vous des plaisirs; je vous les défends tous.
Ne vous y livrez pas, même avec votre époux. »

Il dit, se lève, tousse, et, courbé sur sa canne,
Il sort très-bien payé par celle qu'il condamne
    A se priver des trésors les plus doux,
A vivre comme vit sur sa tige une plante
Qu'on arrose avec soin et qu'un peu d'eau sustente.
Son élève lui dit, quand il fut retiré :
« Ce jeûne me surprend ; une extrême abstinence,
    Une excessive continence
Echauffe beaucoup plus le sang mal préparé,
Que ne fait des plaisirs l'usage modéré.
Et ces enfants tondus de l'épaisse ignorance,
Dans leurs cloîtres cachés, les moines, les nonnains
Ont des maux quelquefois inconnus des humains.
— Je le sais, dit Garus ; mais mon expérience
M'apprend qu'on ne suit pas toujours notre ordonnance.
Si je défendais peu, l'on se permettrait tout.
    Croyez que malgré ma défense,
Je n'empêcherai pas qu'on n'en use et beaucoup. »

Gudin.

.
. .

LES DÉBUTS DE L'OCULISTE FURNARI.

—

Les petites causes produisent souvent de grands effets, et l'avenir d'un homme tient parfois à une circonstance futile en apparence. Un oculiste, qui maintenant mène la clientèle à grandes guides, a dû sa fortune médicale à un modeste roquet. C'était, du reste, un chien de bonne maison, ce qui diminue de beaucoup l'humiliation qu'une notabilité spécialiste doit éprouver à avouer un pareil client.

Le Dr Furnari fut appelé un jour par une

femme de chambre de la rue de l'Université. Il s'agissait de sécher ses beaux yeux pleins de larmes qui n'avaient point leur source dans des peines de cœur, mais dans une simple conjonctivite. Inutile de dire que la guérison ne se fit pas attendre.

Marton, reconnaissante, introduisit le docteur près de sa noble maîtresse, qui lui accorda sa confiance, — non pour son propre compte, — un jeune praticien n'est point fait pour toucher à des yeux portant quatre martels de sable sur champ de gueule, au chef casqué avec couronne fermée pour cimier, — mais bien pour son vieux chien, aussi infirme que malpropre. — Ce roquet blasonné avait, dit-on, brûlé la vie par les deux bouts ; il possédait tous les vices d'un chien du grand monde ; mais cette existence, bouleversée par l'orage des passions, était devenue singulièrement monotone, par suite d'une double cataracte, accompagnée d'une ophthalmie chronique. Cette cécité faisait le désespoir de sa noble maîtresse, qui s'était constituée l'Antigone de ce nouvel Œdipe.

Le Dr Furnari fut donc attaché à la noble personne de Zozore, et, quand il eut donné des preuves suffisantes de dévouement pour son malade, on lui permit de tenter l'opération de la cataracte, qui fut pratiquée avec succès. O bonheur ! Zozore pourra désormais sans lunettes, sauter exclusivement aux mollets des intimes de la maison, au lieu de prodiguer, comme il le faisait avant, cette faveur à tous les pantalons indistinctement.

Mais, hélas ! un jour Zozore mourut ! Si jamais chien mérita de parvenir à la vieillesse la plus Flourenesque, c'est bien certainement celui-là, car il rendit un service réel à la science :
— il nourrit, pendant trois ans un futur savant.
— Notre oculiste pleura sincèrement son client, qui lui avait rapporté plus de 4.000 fr. en trois années. Il s'était tellement habitué à son malade qu'il proposa de continuer à soigner, — pour le même prix, — les yeux de verre de Zozore empaillé ; sa proposition ne fut pas acceptée ; mais, pour calmer son désespoir, on lui ouvrit quelques maisons du faubourg Saint-Germain ; notre confrère fit fortune, et plus d'une fois il répéta, avec un philosophe moderne : Ce qu'il y a de meilleur dans l'homme, c'est le chien.

Le Dr Furnari porte au doigt une bague en cheveux d'une couleur douteuse. C'est un gage de reconnaissance. Ces cheveux ont été empruntés à la queue de Zozore.

Dr JOULIN.

*
* *

SONNETS MÉDICAUX
PAR LE Dr GEORGES C...

—

CONTUSIONS

Chambournac, l'auvergnat du coin, ayant guigné
Le frotteur d'à côté, fils de la noble Alsace,

Devant l'occasion aucun n'a barguigné ;
Ils ont marché tout droit au mastroquet d'en face.

A des mêlés nouveaux sans cesse faisant place,
Le vin blanc et le bleu, de campêche imprégné,
Trouvent Chambournac prêt, mais non pas résigné,
Car sur l'ardoise il lit un total qui le glace.

Le tourniquet fatal l'accable des cassis.
Aussi, quel hourvari soudain, quelle cohue !
Pour qui sont ces sergents qui traversent la rue ?

Tandis que le frotteur t'invoque, ô Némésis,
La geôle s'entrouvrant reçoit, double recrue,
L'ecchymose bleuâtre avec l'épistaxis.

．
． ．

MAIGREUR

A Mlle *S. B. de la Comédie-Française.*

—

Dieu, qui te façonna dans un roseau flexible,
Le cueillit sur les bords où disparut Syrinx ;
Puis il s'arrêta court, ayant fait ton larynx,
Luth vivant qu'il dota d'une gaîne impossible.

Il économisa la matière tangible,
Et les chastes panneaux signés *Pérugin Pinx*.
Et la scène où l'on voit agoniser *le Sphinx*
N'exhibèrent jamais corps plus irréductible.

Mais que de charme encor dans cet étui tout sec !
Pourquoi n'a-t-il pas mis un peu de chair avec !
Aussi, pour réparer l'erreur de son ouvrage,

Je fixe ma jumelle au cran qui fait voir gros,
Et sous mes yeux ravis j'évoque le mirage
D'un embonpoint fictif étranger à tes os,

.·.

CLYSTEROPHOBIE HÉRÉDITAIRE.

—

Boyer raconte l'histoire d'un jeune homme dont la mère avait une telle aversion pour les lavements, depuis qu'on lui en avait administré un presque bouillant, qu'elle tombait en syncope à la vue de la plus petite seringue! Son fils, à qui elle avait légué cette invincible aversion, étant tombé malade, entra dans un hôpital, où ce remède lui fut prescrit. Malgré ses refus, ses cris et tous ses efforts pour le repousser, on le lui administra de force; mais quelques minutes après, le malheureux jeune homme avait cessé de vivre.

J. PRUDHON, *De l'amour conjugal.*

.·.

LE BANQUET D'HIPPOCRATE

—

Le Dieu de Cos, pour fêter sa naissance,
Dans un banquet convia ses enfants;
On mangea fort, on but en abondance,
Des cris joyeux partaient de tous les bancs.
Le bon vieillard retrouvait sa jeunesse,
Aucun souci ne troublait son bonheur,
Et, tout rempli d'une douce allégresse,
En gais refrains il épanchait son cœur.

Quand Thémison, l'antique méthodiste,
Vint à parler du *strictum*, du *laxum*.

Puis Galien, savant thérapeutiste,
Préconisa le diascordium.
Mais Paracelse, habile en alchimie,
Veut renverser Thémison, Galien ;
Il n'est, dit-il, que cabale et magie,
Pour bien guérir, c'est l'unique moyen !

Mais Riolan, retroussant sa moustache,
Combat d'Harvey la circulation.
Le noble Anglais veut répondre et se fâche ;
Pecquet aigrit cette discussion.
Pringle, avalant sa dernière bouchée,
De Van Helmont attaque les *ferments*,
Et Rasori, pour renverser l'*archée*,
Vient soutenir les contro-stimulants.

Chacun prend feu, maint orateur se brouille ;
Par-dessus tous on entend Galvani ;
Volta vexé lui lance une grenouille
Qui rebondit sur le nez d'Aldini.
Le bon Pinel ne voit qu'adynamie,
Malgré l'ardeur qu'on apporte au combat ;
On se croirait en pleine Académie,
Stahl croit prudent de vider le... débat.

Mais, ne pouvant dominer le tapage,
Le dieu de Cos fit venir aussitôt
Deux pots — non pas d'émétique en lavage,
Mais du Léthé qu'il avait en dépôt.
Les conviés, par un effet magique,
Oubliant tout, se tendirent la main.
Bonnet vanta la secte astrologique,
On vit Guénaut rire avec Guy Patin.

Pour faire un whist, vont à la même table,
Stahl, Morgagni, Lisfranc et Dupuytren :
A la bouillotte, on vit, chose incroyable !
Brown et Broussais, Hahnemann et Cullen.
Au menuet, brillaient Rufus d'Ephèse,
Averrhoès, Capuron et Portal ;

Roux, dans un coin, discourant à son aise,
Avec Chaussier fumait le caporal.
Si nos aînés, dans leur vaste pratique,
Entr'eux ont eu quelque discussion,
Nous, que rassemble un intérêt unique,
Ici, formons une sainte union ;
Qu'à notre appel, grand ou petit réponde,
(Dussions-nous boire un peu d'eau du Léthé)
Le verre en main, trinquons tous à la ronde
A l'Union, à la Fraternité.

Dr A. CORLIEU

UNE LEÇON DE TACT.

—

Une des plus jolies grandes dames du noble faubourg se fait dernièrement, par accident, une légère contusion à l'épaule. Son médecin est appelé en toute hâte. Il procède à la visite de la partie endommagée et rassure la malade : — Ce n'est rien, — moins que rien !

« Tout ce que je vous demanderai, madame, — dit le médecin avant de se retirer, — c'est de me faire donner un peu d'eau.

— Pourquoi faire ?

— Pour me laver les mains. Simple habitude d'opérateur. »

On ne dit rien, mais on trouva que l'opérateur n'avait pas l'habitude du monde.

Le lendemain, le docteur revient pour s'assurer de la guérison. Il va procéder à la visite ;

la dame l'arrête, — elle sonne, — et une femme
de chambre apporte une immense cuvette.

— Pardon, docteur, — mais je partage vos
idées de propreté. Lavez-vous les mains *d'abord*.

*
* *

EPITAPHE DE DÉSAUGIERS.

—

Ci-gît, hélas! sous cette pierre,
Un bon vivant, mort de la pierre;
Passant, que tu sois Paul ou Pierre,
Ne va pas lui jeter la pierre.

*
* *

UN TOPIQUE.

—

Trois personnages dans un wagon : un gros
monsieur qui semble dormir, enroulé dans ses
couvertures ; sa femme, jeune dame charmante,
mais souffrant cruellement d'une névralgie den-
taire ; enfin, l'inévitable gommeux, pour qui
rien n'est sacré.

Le gommeux. — Que je vous plains, madame !
il n'est rien de plus affreux que le mal de dents ;
mais peut-être n'avez-vous pas essayé de tous
les remèdes ; pour ma part, j'en sais un dont
l'effet est presque certain, et, si j'osais...

La jeune dame charmante. — Parlez, de grâce,
monsieur, il n'est rien que je ne fasse.

Le gommeux. — Oh! mon Dieu, c'est bien simple. Permettez-moi d'approcher mes lèvres de la joue endolorie. Le contact de...

Le gros monsieur, sortant de sa torpeur. — Non, monsieur, non; ce remède ne vaut rien pour le mal de dents. Mais il est excellent pour les hémorroïdes, et j'en ai.

*
* *

LES SAGES-FEMMES

—

Que craignez-vous? ma bouche pudibonde
Sur un miroir souffle sans le ternir;
C'est un creuset où l'alliage immonde
Au pur métal n'oserait point s'unir;
Ma *Némésis* du coursier qui l'entraîne
Adroitement sait modérer le frein,
Et dans le Styx, qui lui sert d'hippocrène,
Jamais ne puise un cynique refrain.
Comme Lucine à la pudique flamme,
Femme, elle cède aux faiblesses de femme,
Mais ses transports ont de la chasteté;
Entremêlée de myrte et de dyctame,
Son front est pur, et l'ardeur de son âme
Ne fait point tache à sa virginité.

Oh! quand, ému des douleurs maternelles,
Aux chastes flancs que nous voyons s'ouvrir,
De l'œuf humain pour des chances nouvelles
Sort l'embryon qui demain va mourir;
Oserait-on d'une bouche adultère
Jeter le souffle aux zéphyrs indiscrets?
Tout est misère en un *lit de misère;*
Au froid hiver, la rose printanière
Naîtrait plutôt sur le tronc du cyprès.

De l'accoucheur, que font le sexe et l'âge?
L'âge et le sexe ont, à mérite égal,
Un égal titre au beau surnom de *sage*.
Du même fief, châtelain féodal,
Tout esprit docte à son gré se l'arroge;
Soit qu'à longs plis descendent sur sa toge,
Incessamment par l'amour caressés,
D'épais cheveux artistement tressés;
Que sur sa bouche erre au milieu des charmes
Le doux souris qui va sécher les larmes;
Soit qu'aux ennuis où son front s'est moulé,
Encor flétri de morgue scholastique,
L'œil mâle et fier, ou sévère, ou caustique,
Dans le travail sa foi d'homme ait doublé;
La foule accourt et ma voix la rallie;
Non cette foule où domine la lie
A nos besoins insuffisant frétin,
Faible soutien d'une école affaiblie,
Où s'étendront Moreau, Dubois, Hatin,
D'autres encor que ma mémoire oublie;
Mais bien la foule où d'un meilleur renom
Vivent Dugès, Gardien, Capuron,
Et Villeneuve, espoir de Massilie;
Et mille, mille à qui manque un essor,
Dont l'aile bat, quoique sur terre encor,
Qu'un souffle d'air, une brise qui passe
Au moindre choc lancerait dans l'espace.
Mais, dira-t-on, laissez vos ventriers,
Gent secourable aux secrètes faiblesses,
Accoucheurs-nés de reines, de princesses,
Se disputer ou chardons ou lauriers;
Chardons, lauriers ont des branches rameuses;
A vous des mets faciles à broyer,
De la science à docile espalier,
A vous enfin, à vous *les accoucheuses.*

Oh! comme ici, sous mon vers indiscret
Dans son éclat l'École reparaît;
De quels chefs-d'œuvre elle se pare et brille;
Quel linge sale à laver en famille;

Et pour blanchir de jaunissants fleurons
Quelle lessive à chauffer aux chaudrons !
Non que soudain de mes justes critiques,
Prompt à jeter d'inopportuns éclats,
J'aie à flétrir cet hôtel des cliniques
Bâti naguère avec tant de fracas,
Où, resserrés comme aux étroites stalles,
On ose encor du nom pompeux de salles
Y décorer d'étouffants galetas ;
Que coup sur coup d'une haleine ennemie
A quatre fois souillé l'épidémie ;
Et que la fièvre aux retours malfaisants
A quatre fois fait fermer en trois ans.
Qu'on ose encor l'ouvrir, et de ma bouche
S'échappera l'irrévocable arrêt ;
Ma voix est forte et l'anathème est prêt :
Malheur à ceux que la mitraille touche
Quand la justice amorce les canons !
En mille éclats elle brise leurs noms ;
Un mot suffit : de hideux cabanons
Heurtent les yeux de leurs femmes en couche.
Ecartons-nous de ce double charnier
Loin du cloaque où la mort a son trône,
Sur un coteau que plus d'air environne,
Et qu'Arago nous rendit familier,
Est un palais qu'une piété divine
Au siècle d'or a bâti pour Lucine ;
Penser d'amour, œuvre de charité,
A juste droit nommé *Maternité*.
C'est un refuge à des larmes amères ;
Aux orphelins on y garde des mères,
Et tout écho qui réfléchit des sons
Des Baudelocque y redit les leçons.
Naguère encore Boivin et Lachapelle
Ont illustré la Salerne nouvelle,
Et maintes fois sur le divin trépied,
Ange de paix, aux douleurs qu'elle veille,
De Trotula l'ombre fraîche et vermeille
Près d'un chevet, souriante s'assied,
Belle d'attraits, de vertu, de science,

Belle surtout de son expérience.
Telle, échappant à d'injustes mépris,
D'un culte saint, consolante prêtresse,
Dans l'art si cher aux dames de la Grèce,
Malgré les lois Agnodice, eut le prix.
Telle Perrette, hélas! mélancolique,
En robe simple, en simple capuchon,
Calme, subit sur la place publique
L'auto-da-fé d'une sentence inique,
Et dont un roi la releva, dit-on.

Qu'ai-je entendu? Perrette *ventrière*,
Qu'un parlement transformait en sorcière;
Ah! qu'elle garde un insultant pardon;
Fi de son aide et même de son nom!
Fi des talents, des vertus de bricole!
Quel Orfila de sa puissante main
A déposé la griffe d'une école
Au sceau menteur de leur faux parchemin ?
Est-ce au sortir d'*examens de parade*
Qu'on leur transmit la *sagesse* et le grade,
Fruits sans saveur qui vont sécher demain ?
Ah! dans ce siècle, est-il rien que l'on n'ose?
La convoitise y gâte toute chose;
En cette école aux fréquentes rumeurs,
Plus d'un élu que le pouvoir révère
Met, en dépit de son maintien sévère,
Sous ses deux pieds la justice et les mœurs.

Pourquoi baisser votre paupière humide?
De vos regards, je suis fier et jaloux;
Levez ces yeux dont l'éclat est si doux;
Est-ce bien vous que ma robe intimide?
Ah! croyez-moi, que vous disiez ou non
De vos auteurs la matière et le nom,
N'eussiez-vous fait qu'une croix pour paraphe,
La langue admet parfois certain écart,
Montesquieu même en a commis sa part:
Honte aux pédants qui savent l'orthographe!

L'écho redit ce propos engageant
De halle en halle aux provinces voisines;
Vingt Jeannetons à l'œil encourageant
L'ont entendu jusque dans leurs cuisines;
L'impur graillon en tout sens le transmet,
Mais au dehors cette odeur ne se borne,
L'Ecole en hume un odorant fumet;
Et, sous la toque, à plus d'un nez gourmet
Monte un parfum de quelque maritorne

A qui la faute et le mal tout entier?...
A vous, régents des classiques royaumes
Qui trafiquez de vos honteux diplômes
Comme on ferait d'un impôt maltôtier.
Sous vos jurys la récolte est facile,
Mais sans soleil avortent les moissons,
Et du scrutin au flanc large et docile
Un cuivre impur dénature les sons.
Pédants titrés, prodigues de couronnes,
Dont les lauriers sont à peine tressés,
De source impure, à flots longs et pressés
Sortent encor mille et mille matrones;
Mais s'il en est qui, de toute hauteur,
Fermes d'esprit, fortes de conscience,
Osent briguer un brevet de science,
Et marchent droit au bonnet de docteur,
De vos moulins remettrant l'aile en panne,
Au candidat vous jetez le harpon,
Emerveillés que le public profane,
Qui rit parfois des docteurs en soutane,
Ne siffle pas un docteur en jupon.

Qui donc siffler? répondez, est-ce Stone,
Ou Saint-André qu'elle grime en Scapin,
Et voue aux ris dont la plèbe bretonne
Suit Godalmine accouchant d'un lapin?
Est-ce Nihell dont la main impolie
D'un coup de fouet désarçonna Smellie?
O sacrilège! à l'élève ébahi
L'habileté du docteur diplomate

Développait un informe automate;
Il lui faisait un ventre en cuir bouilli;
Une vessie y singeait la matrice,
Chaste utérus où dans la bière glisse
Une poupée à cire molle et lisse ;
Et le bouchon tamponnant l'orifice
Sous la ficelle obéissait au doigt;
L'eau jaillissait du factice détroit,
Mais Nihell rit d'un rire de mégère;
Rire fatal qui, malgré le bouchon,
A fait jaillir un dernier flot de bière,
Et dont l'éclat a brisé le cruchon.

Quel sel mordant, quelle épigramme fine,
Pourrait atteindre en ces indignes jets
Ou Lachapelle, ou Legrand, ou Dugès,
Docteurs de fait sous le seing de Lucine!
Et Siéboldt, double greffe germain,
Boivin encor, lustre de sa patrie,
Et Wittembach, d'un sang français nourrie,
Toutes docteurs par droit de parchemin !...

Et maintenant, comme un fer qui se rouille,
Renverrez-vous la femme à sa quenouille,
Et d'une trame aux dévorants ennuis
Enchevêtrant et ses jours et ses nuits,
Aigres de ton et de voix bien amère,
La livrez-vous aux seuls devoirs de mère?
Mais sa santé lui défend tous les mois
A jours égaux, dites-vous, les émois;
Neuf mois durant, une ardeur imprudente
Nuit aux progrès d'une grossesse lente;
L'insouciance au fruit qu'elle a porté
Eût mis obstacle à sa fécondité,
Et dans le sein d'une docte nourrice
Un rien suffit pour que le lait tarisse.
Travaux de nuit sont alors sans attraits;
Comment se plaire encore aux œuvres rudes,
Interrompant de douces habitudes?
Comment offrir à des esprits distraits

D'âpres labeurs, de sévères études?
Coupez donc court à tout nouvel effort;
Plus de docteur à titre hermaphrodite;
Du Grec jaloux pour la race maudite
Renouvelez l'ostracisme et la mort...
Sinon, cessez d'injurieuses plaintes,
Et des pleurs feints, et des alarmes feintes;
On peut se faire à des profits moins grands;
Pour qu'un étal prospère et s'achalande
Ne faut-il pas qu'au public qui marchande
Chaque commère offre ses prix courants?

Quittez l'air sombre et le regard farouche;
Que la colère, amoindrissant vos cils,
Ne fronce pas de sévères sourcils;
Laissez le rire errer sur votre bouche;
Dût une enseigne, à chaque carrefour,
Intercepter la lumière du jour,
Ah! qu'à son gré, *saigne, vaccine, accouche*
Toute matrone... Au fœtus arrêté
Que toute voie à main harde pétrie
D'un vin bien chaud soit promptement flétrie;
Partout déjà l'utérus contracté,
Hâtive proie à la douleur hâtive,
Comme accusé de faiblesse rétive,
Convulse et meurt, grâce au seigle ergoté.
Toute pitié serait et vaine et folle;
N'a-t-on pas vu certain pédant d'école
D'un fer rapide au tranchant inhumain,
Sans cesse armer son homicide main?
Prompt à creuser tous les jours une tombe,
En vain, sous lui le malade succombe,
Il recommence encor le lendemain :
La vanité, du crime est sœur jumelle!
Et quand, hélas! sans méthode et sans frein,
L'insanité succède à Dupuytren,
Qu'attendra-t-on d'un Sangrado femelle?

Le temps n'est plus des charitables soins;
Les hôpitaux manquent à nos besoins;

Et de nos jours, d'une intendance avide,
Mieux que le fer du stylet assassin
Qui du fœtus a labouré le sein,
L'esprit étroit pousse à l'infanticide.
Des innocents le meurtre est ordonné :
Les voyez-vous ces mères à l'œil morne!...
Ah! révoquez un firman erroné,
Ou voulez-vous, par l'honneur condamné,
Qu'en nos cités, au pied de chaque borne,
Gise sanglant et meure un nouveau-né?

Et vous, régents d'études imparfaites,
Dont les leçons sont un constant larcin,
Des nourrissons qu'aux deux sexes vous faites,
L'un est manœuvre et n'est pas médecin,
L'autre docteur, mais en pratique ignare;
Pour lui du temple on a fermé le seuil,
Et de tous deux quand l'orgueil les égare,
Du vrai savoir dont vous fûtes avare
L'humanité porte seule le deuil.

François FARRE,

⁂

PETIT DICTIONNAIRE

DES TERMES DE MÉDECINE.

ABAISSEUR. — Les muscles abaisseurs donnent à la face une expression de tristesse et d'affliction. Le *triangulaire* des lèvres, le *myrtiforme,* le *carré* du menton se contractent surtout, chez les médecins, par l'abaissement des honoraires et l'ingratitude des clients.

ABATTEMENT. — Situation de l'âme chez un

jeune médecin, à la fin d'une journée pendant laquelle sa sonnette n'a pas été suffisamment agitée.

ABDOMEN. — La plus riche et la plus fertile contrée du corps humain pour la médecine pratique. Théâtre de plus de la moitié des drames pathologiques, et celui dont les malades exigent qu'on s'informe le plus. Malheur au médecin qui a négligé l'exploration de l'abdomen! « Il ne m'a pas palpé le ventre, » dit le client; cela veut dire : « Il ne sait pas son métier. »

ABDUCTION. — Mouvement des bras qu'il faut faire à l'égard de toute proposition qui blesse l'honnêteté médicale.

ABERRATION. — Voyez *Homœopathie*.

ABLATION. — Action d'emporter, de retrancher ou d'extraire du cœur toutes les mauvaises passions confraternelles. — Opération à conseiller à beaucoup de médecins.

ABOYEURS (Délire des). — Névrose particulière aux infirmes de cœur et d'esprit.

ABSORPTION. — Phénomène qui consiste dans l'attraction et la condensation de la clientèle, des honneurs et des places. Languissante ou absente chez un petit nombre de médecins, cette fonction prend une activité effrayante chez beaucoup d'autres. Inassouvie, cette activité conduit au marasme de l'envie. Satisfaite, elle donne la *pléthore fonctionnelle*, c'est-à-dire l'inaptitude à remplir les trop nombreux devoirs qu'elle impose.

Abstinence. — Terme trop connu du pauvre cheval du pauvre médecin rural, et souvent du pauvre médecin lui-même.

Acare. — Petit insecte de la classe des arachnides, qui se loge sous le frein de la langue de plusieurs médecins et les pousse irrésistiblement à une démangeaison de médisance contre leurs confrères.

Accord. — Terme très-rarement employé en médecine.

Adduction. — Mouvement que le médecin doit toujours faire en présence d'un client offrant l'*honorarium*.

Affection. — Si, comme le veut Montpellier, l'affection exprime quelque chose de plus général que la maladie, les médecins sont atteints d'une affection grave, à savoir, de ne pas éprouver assez d'affection les uns pour les autres.

Affinité. — Force inconnue dans le monde médical.

Agacement. — Phénomène nerveux qui se produit sur l'auditoire de l'Académie de médecine pendant les discours de MM. X, Y, Z.

Agglutinatif. — Effet produit par une leçon ou un discours de Trousseau, de Ricord, de Malgaigne, etc.; ils collent l'auditeur et le retiennent sur son siége.

Agitation. — Le médecin s'agite, la maladie le mène.

Agonie. — Triste état de l'homœopathie en ce moment.

Aı. — Onomatopée spirituelle et un peu farceuse imposée par M. Velpeau à la crépitation douloureuse des tendons.

ALLOPATHIE. — Mot absurde et dérisoire inventé par Hahnemann, pour jeter le ridicule sur la médecine traditionnelle.

AME. — Ce à quoi il faut croire, sans chercher à le comprendre.

AMER. — Oubli et ingratitude des clients.

AMORPHE. — Un grand nombre de productions médicales.

AMPUTATION. — Maladie d'un trop grand nombre de chirurgiens.

ANESTHÉSIE. — Phénomène le plus utile aux médecins journalistes.

ARABES (Médecine des). — Celle que tout médecin charitable doit répudier à l'égard de ses clients.

ASSIMILATION. — Faculté précieuse chez plusieurs médecins qui, ne pouvant rien produire par eux-mêmes, jouissent d'une merveilleuse aptitude pour s'assimiler et faire fructifier à leur profit les travaux des autres.

Dr SIMPLICE, *Union médicale*.

.˙.

VERS DE RONSARD SUR LES ŒUVRES

D'A. PARÉ.

—

Tout cela que peut faire en quarante ans d'espace
Le labeur, l'artifice et le docte savoir :
Tout cela que la main, l'usage et le devoir,
La raison et l'esprit commandent que l'on fasse,
Tu peux le voir, lecteur, compris en peu de place,
En ce livre qu'on doit pour divin recevoir.
Car c'est imiter Dieu que guérir et pouvoir
Soulager les malheurs de notre humaine race.
Si jadis Apollon, pour aider aux mortels,
Reçut en divers lieux et temples et autels,
Notre France devrait (si la maligne envie
Ne lui sillait les yeux) célébrer son bonheur.
Poëte et voisin, j'aurais ma part en ton honneur,
D'autant que ton Laval est près de ma patrie.
      L'un lit ce livre pour apprendre,
      L'autre le lit comme envieux :
      Il est aisé de le reprendre,
      Mais malaisé de faire mieux.

.˙.

INUTILE DE RIEN COUPER.

—

Un éclopé de Vénus vint un jour trouver le grand-prêtre de la rue de Tournon.

— Docteur, dit-il en exhibant la pièce de conviction, je suis bien désolé, j'ai vu votre confrère **M**. X..., qui m'a dit que l'amputation de l'organe était la seule ressource qui me restât. Est-il bien vrai qu'il faudra me la couper?

— Vous la couper, s'écria Ricord, quelle erreur! Ah! ce pauvre X..., il n'en fera jamais d'autre!

Soupir de soulagement marqué de la part du client.

— Tenez, ajoute le chirurgien, vous allez bien voir s'il faut rien couper; montez sur ce tabouret... bien... maintenant, sautez!...

Et le membre gangrené et rongé par l'ulcère, se détachant comme un fruit mûr, tomba avec un petit bruit flasque sur le plancher ciré.

— Vous voyez bien, dit Ricord, qu'il n'y avait rien à couper.

Dᵣ X. G.

* *
*

LE LÉZARD DE CASAUBON

OU LE TRAITEMENT MORAL

—

Non loin d'une masure, une femme endormie,
Au passage subit d'un lézard sur son cou,
Se réveille et du mur le voit gagner un trou,
Voilà que la frayeur, en mensonges fertile,
L'agite du souci qu'un semblable reptile
S'est, pendant son sommeil, dans sa gorge introduit
Et que ses intestins lui servent de réduit.

Elle affirme en sentir tour à tour les écailles,
Les ongles et les dents aux flancs de ses entrailles.
Cependant le sommeil se refuse à ses yeux;
Dans ses veines circule un malaise anxieux
Avec un sang qui bout, s'enfle et se précipite;
De spasmes assailli, le cœur ému palpite.
L'appétit baisse et tombe, et les mets ingérés
Rebroussent au palais à demi digérés.
La mort sourit de loin et la malade tremble!
A sa voix, de Paris la Faculté s'assemble.
Tout bien examiné, le conseil à l'écart
Se retire, discute et juge le lézard.
On l'acquitte; en sa place on ne voit autre chose
Que l'effroi producteur d'une intense névrose.
Casaubon se trouvait parmi les consultants,
Tous d'un grand âge, et lui plus jeune de vingt ans.
« La cliente, a-t-il dit, parait bien décidée
A ne pas abjurer sa chimérique idée.
A la dissuader tout discours serait vain,
Comme à sa guérison le meilleur anodin.
Feignons plutôt de croire à l'hôte qui l'effraie
Et, d'un fer imposteur, simulons une plaie
Dans un point de son flanc, et, mis à découvert,
Nous feindrons d'en tirer le monstre à l'habit vert.
On défère à l'avis et fixe la journée
Où le sang doit sceller la cure fortunée.
On s'en va. De retour, on ouvre le couteau.
Sur l'œil de la malade on applique un bandeau,
On substitue au fer un dard d'épine blanche,
Qui, par deux doigts conduit du nombril à la hanche,
Effleurant la surpeau, non sans quelque douleur,
Du lis, en trait de pourpre en change la couleur.
Sur cette égratignure un d'eux lâche une anvoie.
Et, censé ressorti par la sanglante voie,
L'animal fuit. Alors, tout le monde à grand bruit :
« Le voilà! le voilà! le voilà qui s'enfuit. »
On court pour l'attraper, et bientôt l'opérée,
Baise, à le voir, la main qui l'en a délivrée.
Comme s'il eût été profondément ouvert,
D'un bandage unissant le ventre est recouvert.

En levant l'appareil, du fond à l'épiderme,
Le docteur déclara la cicatrice ferme.
Tout réussit au mieux : la santé, dès ce jour,
Par ses avant-coureurs annonça son retour.

Dr Audrevetan

LIMITES DE LA PATERNITÉ.

—

Lorsque l'empereur Napoléon voulut épouser la fille des Césars, il fut partagé quelque temps entre le désir de reculer le moment d'une séparation douloureuse et la préoccupation de fonder sa dynastie. Il interrogea Corvisart, médecin savant, et pourtant spirituel, afin de savoir jusqu'à quelle époque on peut sans danger différer de chercher dans le mariage les profits qu'on en attend pour sa postérité. « Cela, dit Corvisart, dépend de l'organisation et du tempérament de chaque mari et aussi des économies qu'on a pu faire sur les erreurs de sa jeunesse. — J'entends bien, dit l'empereur ; mais, selon vous, quel est le terme moyen de la puissance en matière de paternité ? Par exemple, un homme de soixante ans qui épouse une jeune femme a-t-il encore des enfants ? — Quelquefois. — Et à soixante-dix ? — Toujours, Sire. »

(Mémoires de Mme d'Abrantès.)

AVANT ET APRÈS.

A-t-on besoin de lui, le docteur est un ange,
   Et même un dieu, si vient la guérison.
Vient-il à réclamer son salaire? Tout change,
   Il n'est plus qu'un affreux démon.

RESPIRATION ARTIFICIELLE !

Deux personnages célèbres, Voltaire et Mme de Genlis, rapportent qu'on les laissa pour morts au moment de leur naissance. Voltaire avait été jeté sur un fauteuil; son grand-père qui ne voit pas le paquet, s'assied dessus, et l'enfant produit le bruit d'un soufflet qu'on écrase. Cette brusque expiration forcée fit jeter un premier cri au nouveau-né, et c'est à cette circonstance qu'il dut les soins qui le rappelèrent à la vie.

ÉPIGRAMME

Pourquoi voit-on un médecin,
Alors que la fièvre le serre,
Ne pas se traiter de sa main
Et recourir à son confrère?

C'est que la fièvre, dira-t-on,
Le rend inhabile ou timide :
Ce n'est point par cette raison...
C'est par horreur du suicide.

.·.

LE BRAS DE BERNADOTTE

—

Voici une anecdote curieuse sur l'aïeul du prince Oscar de Suède, Bernadotte.

Ce roi n'avait jamais voulu se faire saigner, bien que son médecin, disciple du Dr Sangrado, lui eût dit plusieurs fois que c'était nécessaire à sa santé.

Enfin, un jour que Bernadotte se trouvait très-souffrant, le médecin lui déclara que, s'il ne se laissait pas saigner, il ne répondait pas de sa vie. « Je veux bien, dit alors le monarque ; mais, auparavant, jurez-moi que vous ne direz à personne ce que vous allez voir sur mon bras. »

Le docteur, très-intrigué, fit le serment demandé. Bernadotte retroussa alors la manche de sa chemise et laissa voir au disciple d'Esculape un tatouage représentant un bonnet phrygien avec cette devise : « Mort aux rois ! »

Lorsque le simple soldat avait gravé sur son bras cette apostrophe régicide, il ne se doutait guère qu'un jour il deviendrait roi lui-même.

F. BRÉMOND, *l'Hygiène pour tous.*

UNE PLAISANTERIE D'ACCOUCHEUR

—

Un mari pleurait pour sa femme,
Voyant qu'en travail elle était
Et que si fort elle pétait
Qu'elle allait presque rendre l'âme.
Comme elle jetait les hauts cris,
L'accoucheur, avec un souris,
Dit pour consoler l'accouchée :
« Vous êtes, madame Nanon,
Bien avant dedans la tranchée,
Puisque vous tirez le canon. »

Requête de l'hermite de Ferney à Monseigneur le duc de Choiseul, *présentée au mois d'août pour* M. Costes, *médecin.*

—

Rien n'est plus à sa place que la supplication d'un vieux malade pour un jeune médecin ; rien n'est plus juste qu'une augmentation de petits appointements, quand le travail augmente. Monseigneur sçait parfaitement que nous n'avions autrefois que des écrouelles dans les déserts de Gex et que, depuis qu'il y a des troupes, nous avons quelque chose de plus fort. Le vieil hermite, qui à la vérité n'a reçu aucun de ces bienfaits de la Providence, mais qui s'intéresse sincèrement à tous ceux qui en sont honorés, prend la liberté de représenter douloureusement et respectueusement que le sieur Costes, notre médecin très-aimable, qui compte nous empêcher de mourir, n'a pas de quoi vivre et qu'il est en ce point tout le contraire des grands médecins de Paris. Il supplie Monseigneur de vouloir bien avoir pitié d'un petit pays dont il fait l'unique espérance (1).

Signé : VOLTAIRE.

.*.

ÉPIGRAMME.

—

« Mes malades jamais ne se plaignent de moi,
Disait un médecin d'ignorance profonde.
— Ah! répartit un plaisant, je le crois :
Vous les envoyez tous se plaindre en l'autre monde.

.*.

ÉCHO D'EXAMEN.

—

Un professeur interrogeait un élève sur la pa thologie et n'obtenait que des réponses évasives et insuffisantes.

— Que feriez-vous, lui dit-il, si vous aviez une fièvre typhoïde à traiter?

Silence de l'élève.

(1) M. Costes obtint 1.200 livres de pension et 600 pour les frais de son voyage.

— Voyons, s'il survenait des complications, comment vous y prendriez-vous pour les combattre?

— Je vous ferais appeler en consultation, répond avec aplomb le candidat.

N. B. — Il va sans dire que ce dernier fut reçu avec une bonne note.

.˙.

FRAGMENTS SUR LA BLENNORRHAGIE.

EXTRAITS DU CHANT II (SYMPTÔMES).

—

Aussitôt que du mal l'aiguillon apparait,
L'organe endolori n'a plus le même attrait;
On observe un prurit à cette période,
Voluptueux d'abord, mais bientôt incommode,
Qui, changeant en huit jours et *d'état et de nom*,
Amène un flux blanchâtre et de la cuisson.
Les lèvres du méat, rouges, tuméfiées,
Sont par le muco-pus l'une à l'autre accolées.
Si le doigt par hasard presse au niveau du gland,
Un liquide visqueux sort et coule en bavant.
L'urine, dont le jet en tournant s'éparpille,
Brûle comme un fer chaud, pique comme une aiguille;
Le pénis irrité par l'inflammation,
Sur lui-même courbé, reste en érection.
Quelquefois il survient une fièvre brûlante,
La perte du sommeil, une douleur ardente,
Qui, partant du méat, parcourt tout le bassin :
Mais jamais la douleur n'osa franchir le rein.
Il faut au moins un mois d'un régime sévère
Pour pouvoir arrêter l'état fluxionnaire :
Ce temps suffit au mal pour accomplir son cours,
Et l'on sent les douleurs s'amoindrir tous les jours.

Mais d'autres fois le mal passe à l'état chronique ;
Laisse un suintement au blanc d'œuf identique,
Tout à fait indolent, n'existant qu'au matin,
Lorsqu'un doigt imprudent presse au-dessous du frein.
Au traitement souvent, ce flux est réfractaire ;
Le peuple l'a nommé la *goutte militaire !*
Ce que le médecin avec soin doit saisir,
C'est la source du mal, il peut y parvenir :
Quand Ricord veut savoir si la blennorrhagie
A dans la syphilis sa généalogie,
Il prend une lancette essuyée avec soin,
L'humecte de mucus ; alors, devant témoin,
Sous l'épiderme, il fait une étroite piqûre
Qui du fléau bientôt dévoile la nature.
Sous un verre de montre artistement fixé,
Il enferme aussitôt le mucus déplacé.
Est-il syphilitique? Il survient un ulcère
Qui bientôt disparaît par un léger cautère.
Alors on sait du mal jusqu'au point de départ.
Des soins rationnels sont donnés sans retard.
L'inoculation, s'il n'est qu'inflammatoire,
N'a pas de résultat ; le fait est péremptoire,
Et le malade, heureux de sa bénignité,
N'a rien à redouter pour sa postérité.
   C'est en vain qu'à Paris une école ennemie,
Ayant ses partisans, même à l'Académie,
Cherche à nous démontrer par des faits observés
Que ta doctrine est fausse et tes cas controuvés
Ne t'avons-nous pas vu, Ricord, parmi tes salles,
Renverser par des faits ces écoles rivales,
Quand deux cents auditeurs, de toutes nations,
Après toi contrôlaient tes observations,
Alors que nous offrant tes lits en bon confrère,
Tu disais à chacun : Contemple et délibère !
Ce temps est loin déjà ; de nombreux cheveux blancs
Ont modéré chez moi la fougue du printemps,
Et, rassis aujourd'hui, je suis heureux de dire
Qu'au *grand livre* avec toi je voudrais encore lire
   Comment donc ce fléau, fruit d'un juste courroux,
En notre siècle est-il si commun parmi nous?

A des motifs divers il doit son origine :
Tels que bière, calculs, rétention d'urine,
Rapports immodérés, mauvais tempéraments.
Excès dans la boisson ou dans les aliments.
On peut voir que Moïse, en son saint Lévitique,
Proscrivait les rapports pendant le temps critique.
Cependant on doit dire, avec quelque raison
(Et chaque jour les faits nous servent de leçon),
Que le fléau n'a point d'origine plus sûre
Qu'un imprudent commerce avec la femme impure.

. . . .

. . . .

Quand il veut dénommer ce cuisant supplice,
Le vulgaire ignorant l'appelle *chaudepisse;*
Pour un fidèle époux, pour un heureux amant,
Le mot est plus bénin : c'est un *échauffement;*
Le savant l'appela, dans la pathologie,
Du nom de *gonorrhée* ou de *blennorrhagie,*
D'*uréthrite* parfois. Ce mot est plus heureux,
Convient mieux à l'esprit d'un docteur pointilleux.

. . . .

Dᵣ A. CORLIEU (1855).

**

CORVISART ET NAPOLÉON Iᵉʳ.

—

L'empereur ayant renoncé pour le moment
au divorce, mais toujours pressé du désir d'avoir
un héritier, demanda un jour à sa femme si elle
consentirait à en accepter un qui n'appartiendrait
qu'à lui, et à feindre une grossesse avec assez
d'habileté pour que tout le monde y fût trompé...
Elle était loin de se refuser à aucune de ses fan-
taisies à cet égard... Alors Bonaparte, faisant

venir son premier médecin, Corvisart, en qui il avait une confiance étendue et méritée, lui confia son projet : « Si je parviens, lui dit-il, à m'assurer de la naissance d'un garçon qui sera mon fils à moi, je voudrais que, témoin du feint accouchement de l'impératrice, vous fissiez tout ce qui serait nécessaire pour donner à cette ruse toutes les apparences de la réalité. » Corvisart trouva que la délicatesse de sa probité était compromise par cette proposition ; il promit le secret le plus absolu, mais il refusa de se prêter à ce qu'on voulait exiger de lui.

(Mémoires de Mme de Rémusat.)

* *
*

ÉPISODE DE LA VIE MÉDICALE

—

I

RENCONTRE

L'œil vif, le nez en l'air, — un joli nez camard,
Comme en pourrait porter un Cupidon picard ; —
Les cheveux enroulés sur deux *coques* jumelles
Qu'embroche un fer doré, comme deux cœurs fidèles,
Et sur un gros chignon un tout petit chapeau
Faisant claquer au vent deux longs rubans ponceau,
Elle allait, elle allait dans les champs de verdure,
Une main repliée au nœud de la ceinture,
L'autre écartée au loin par l'alpaga bouffant
Et battant, comme un flot, l'air matinal, pendant
Que d'un roulis charmant la taille balancée

Fuyait, avec un bruit de voile courroucée.
Parfois, comme absorbée en un penser soudain,
Elle ralentissait son pas, tendait la main
Aux grappes d'aubépine, à l'eau de la fontaine
Ou sa narine rose aux fraicheurs de la plaine;
Puis, brusquement, partait, dévorant le chemin,
Et la terre sonnait sous son talon mutin!

A quoi donc songez-vous ainsi, Mademoiselle?
Et quelle bourrasque a troublé cette cervelle
Qui, sous tant d'ornements qui devraient faire lest,
Tourne du nord au sud et de l'ouest à l'est?
Regardez devant vous! Aisément le pied glisse
Sur le gazon; et puis, à ce rude exercice,
On gagne le strabisme ou le torticolis.
Voyez, l'aube s'éveille et roule à petits plis
Le nuage léger que son rayon colore;
Le vent chuchote seul au fond du bois sonore,
Et dans les profondeurs du ciel voilé de gris
L'alouette n'a pas jeté ses premiers cris.
On n'entend pas le chant du grillon à cette heure,
Ni sur le bord des toits la colombe qui pleure;
On ne voit pas courir dans l'herbe humide encor
Les insectes d'azur parmi les boutons d'or.
Nul pas furtif, glissant dans les ombres muettes;
Nul soupir étouffé dans les sombres retraites;
Tout dort ou tout se tait, et nulle part enfin
L'amour, ma belle enfant, n'est levé si matin.

Mais dans un chemin creux la voilà qui s'engage,
Entre deux murs de houx et de mûrier sauvage.
Le sentier, plein de ronce; une masure au bout,
Sinistre, délabrée, où l'on voit l'eau partout
Suinter dans les lichens et dans la mousse verte.
Elle entre, je m'approche. Une lucarne ouverte
Donne seule un peu d'air et de jour au réduit :
Un épinier me cache, et ma prunelle luit!

Sur un lit misérable, et que recouvre à peine,
Usé, troué, jaunâtre, un vieux lambeau de laine,

Une femme est gisante, au doux et jeune front,
D'où les cheveux épars ruissellent à flot blond,
La pourpre sur la joue et la lèvre tremblante,
Le sein nu, l'œil brillant, enfiévrée et charmante.
Quelque ange aux passions de la terre blessé!
Quelque ciel jadis pur où l'orage a passé!
Son regard fixément s'attache, morne et tendre,
Sur un objet que l'ombre épaisse de la chambre
M'avait caché d'abord : un berceau vagissant!
La promeneuse, à peine entrée en bondissant,
Triomphante, le rire aux dents : « Bonjour, la mère;
Bonjour l'enfant! Comment va la santé, ma chère?
Toujours triste! Allons donc! ne vas-tu pas finir?
Est-ce qu'on peut passer tout son temps à gémir?
Et, quand on a le mal, est-ce en pleurant qu'on l'ôte?
Le mal! Moi, je te dis que ce n'est pas ta faute.
Non, ce n'est pas ta faute! On lutte avec effort
Pendant un mois; enfin le cœur est le plus fort;
Eh bien, tant pis!... Tant mieux! diable! on n'est
[pas de glace!
Moi qui parle, j'aurais fait de même à ta place,
Et n'aurais pas pour ça séché dans les douleurs.
On nous dit que la vie est un vallon de pleurs;
Raison pour éponger!... Voyons, veux-tu bien rire?
Rire à ce bijou blanc comme un Jésus de cire,
Qui paraît tout content de vivre, et qui sera
Beau comme un chérubin et te ressemblera;
Rire pareillement à moi, ta camarade;
Car je viens en ces lieux, Madame, en ambassade
Ce que nos trente mains ont su gagner d'argent
Dans la semaine emplit le coffre ici présent;
Et voici le meilleur de tout ce qu'on te donne :
Clara, tout l'atelier t'embrasse en ma personne! »
Elle, ouvrant dans l'espace un œil sombre et profond,
Qui laissait voir l'angoisse et le remords au fond :
« Il n'est pas revenu! » dit-elle; et si poignante
Etait la voix, que l'autre, émue et pâlissante,
Sentit sécher sa langue, et que de ce torrent
Les mots semblaient tomber goutte à goutte à présent.
« Il faut patienter... Tu vas le voir, sans doute.

Les affaires, tu sais..., la maladie... Ecoute,
On t'aime bien là-bas : chacune autant que moi;
Eh bien, nous veillerons sur ton enfant, sur toi!
Pauvre bonne! te voir ainsi! cela fend l'âme!
Oh! s'il t'abandonnait, le malheureux, l'infâme!
Mais non... Tiens, je ne sais ce que je te disais...
Espère, chère fille! — Il ne viendra jamais! »
Je n'entendis plus rien, que des lèvres pressées,
Que le bruit inégal d'haleines oppressées,
Un mélange confus de plaintes, et bientôt
La parole expira dans un double sanglot.
Dans une forte étreinte elles s'entrelacèrent,
Et quand, longtemps après, leurs bras se dégagèrent,
Elle avait le front rouge et le visage en eau,
La folle jeune fille aux longs rubans ponceau!

Et moi, par ce spectacle atteint dans les entrailles,
Et déjà malgré moi jeté hors des broussailles,
Plein de vagues projets, d'un pas délibéré
Je me précipitai vers la porte, et j'entrai...

II

DÉNOUEMENT

La brise se taisait, l'air était plein d'encens.
C'était un de ces soirs où l'âme, avec les sens,
Dans la divine paix du ciel et de la terre
S'alanguit et se ferme, ainsi qu'une paupière.
Derrière le verger, d'où montaient par instant
Les amères senteurs des noyers, le couchant
S'allumait au brasier d'un beau soleil d'automne,
Dont l'oblique rayon faisait une couronne
Au toit d'ardoise; car, dans une autre maison,
S'ouvrait pour la pauvrette un meilleur horizon
Comme dans l'âtre tiède on remue une cendre,
Nous songions au passé. Je regardais descendre
La nuit mystérieuse, et, par groupes obscurs,
Des formes s'allonger lentement sur les murs,
Pendant qu'en moi, le jour aussi devenant sombre,

De mille visions je voyais passer l'ombre !
Elle, le front penché, les doigts dans les cheveux,
Couvait d'un regard fixe, obstiné, curieux,
Le nouveau-né noyé de mousseline blanche,
Qui pendait à son sein comme un fruit à sa branche,
Enfin, elle leva vers moi ses grands yeux bleus.
Et l'espace sembla devenir lumineux.
Docteur, voilà bientôt quatre mois ! me dit-elle.
— Oui, c'est vrai, quatre mois ! Mon cœur se le
           [rappelle.
Ce jour : car sur la page, hélas ! trop blanche encor
De mes bonheurs, il est inscrit en lettres d'or !
— Ce souvenir, parfois, comme un vent de tempête,
Souffle sur moi ! Je sens ma raison qui s'arrête
Et vacille ! Je sens le silence et l'oubli !
Je vois la maison vide et le berceau rempli,
Et ces murs de sépulcre et leur ombre étouffante,
Et là-bas, par un trou, l'aurore éblouissante,
Les blés, les monts, les prés, un coin du paradis
Que du fond de l'enfer pourraient voir les maudits !
Puis la porte qui s'ouvre, un fantôme de femme,
Dont la voix vaguement retentit dans mon âme
Comme un son douloureux ; puis l'Apparition !
Vous étiez devant moi, grave, tranquille et bon.
Je ne comprenais pas ; mais à votre parole.
Mon oreille s'ouvrait comme au chant qui console ;

« Je ne comprenais rien, sinon qu'enfin mes maux
Allaient finir. Le reste... ô rêve ! ô doux repos !
Que vous rendrai-je, ami, pour de si pures joies ?
Que rendrai-je à celui qui vous mit sur mes voies ?
J'étais seule, livrée aux assauts de la mort ;
De vos savantes mains vous m'avez fait un port !
Je tombais, misérable, et glissais dans la fange ;
Vous m'avez relevée et de démon faite ange !
Condamnée à traîner par les chemins mauvais
Ou dans les lieux muets à cacher pour jamais
Cet être, chair sans nom, pauvre âme errant sans
           [voile ;
Vous avez rallumé dans mon ciel noir l'étoile

Qui s'en était allée, et qui luit maintenant
Sur le front d'une épouse et le front d'un enfant ;
Astre de mon foyer, dont la clarté féconde
N'abandonnera plus mon sentier dans le monde.
Ah ! laissez-moi, docteur, vous qui m'avez rendu
Dans l'orage d'un jour ce que j'avais perdu,
Paix, espérance, amour, et famille et moi-même,
Nouer un nouveau cœur à tous les cœurs que j'aime !
Que ce seuil soit à vous comme cette amitié !
Penchez-vous quelquefois sur mon front essuyé
En me disant : ma fille ! et je dirai : mon père !
Donnez-moi, chaque soir, de voir la main sincère
Du bien-aimé presser la vôtre ; — chaque soir,
Entendez-vous, pour que, sous le firmament noir,
Quand l'inconnu descend, plein de terreur secrète,
Quelque chose de vous reste en notre retraite ;
Pour que nous remettions, confiants et sans peur,
Notre âme entre vos mains comme aux mains du
[Seigneur ;
Pour que ces bouches sœurs que vous avez unies,
Dans les chastes ardeurs de leurs amours bénies,
Sous vos regards ouverts dans la nuit devant nous,
Sachent trouver des mots et des baisers plus doux !

« Docteur, écoutez-moi. Dans chaque vie humaine
Dieu met des jours sacrés et veut qu'on s'en souvienne,
J'ai le mien ; c'est le vôtre aussi, me dites-vous ;
Jusqu'au suprême adieu qu'il soit donc saint pour
[nous !
Promettons-nous qu'au jour, à l'heure anniversaire,
A cette heure d'angoisse et de salut, la mère,
Et le père, et celui qu'ils nomment leur sauveur,
Dans cet abri baigné d'azur et de bonheur,
Autour de l'humble table opulemment ornée
D'une gerbe de fleurs par cet enclos donnée,
Viendront au même verre errant de main en main
Réjouir tour à tour leur lèvre au même vin ;
De leurs cœurs, débordants aussi comme des vases,
Épancher la tendresse et mêler les extases,
Et consacrer l'enfant, en mettant sur son front

Ce sceau qui vient de l'âme et que les bouches font!

— Je le promets, et même aux héros de la fête
Je veux, si vous voulez, ajouter une tête :
Celle qui, dans la plaine où mon pas la poursuit,
Comme l'astre marchant des bergers, m'a conduit
Vers la crèche et vers vous ; la belle jeune fille
Dont la sagesse au fond plus que dans les mots
[brille,
Qui prendra ces jours-là, pour ses chapeaux plus
[grands,
Un chignon plus petit et de moins longs rubans. »

Dʳ DECHAMBRE.

.˙.

UNE FARCE D'ÉTUDIANT

—

Le Dʳ Piorry, qui a dû sa réputation à la méthode d'exploration médicale qu'on appelle la
percussion, prétendait qu'à l'aide de son « plessimètre », il dessinerait d'une façon extraordi-
nairement exacte, sur le corps humain, la
forme et les dimensions des organes cachés.

Comme presque tous les innovateurs, il eut
seulement le tort d'exagérer l'importance de sa
découverte et de tout ramener à la percussion et
au plessimètre. Il lui arriva, à ce propos, une
aventure singulière.

Un jour, il annonça à ses élèves qu'il allait
dessiner sur le cadavre — c'était peut-être la
centième fois — la forme et les dimensions du cœur

et des gros vaisseaux, et que, le dessin achevé, on pourrait vérifier par l'ouverture du sujet l'exactitude parfaite de ses tracés.

La *plessimétromanie* du maître commençait à lasser. Il percute, marque à la couleur la limite des organes, et fixe tout particulièrement celles du cœur du sujet. Puis il ouvre le cadavre et trouve — au milieu de la poitrine — un cœur... *en foin*, qu'un carabin malin avait substitué, par une ouverture pratiquée au dos, au cœur véritable.

LOIRE (Anecdotes parisiennes).

*
* *

ÉPIGRAMME

—

Certain ministre avait la pierre :
On résolut de le tailler ;
Chacun se permit de parler,
Et l'on égaya la matière.
« Mais comment, se demandait-on,
A-t-il pareille maladie ?
— C'est que son cœur, dit Florimont,
Sera tombé dans sa vessie. »

Marquis DE SAINT-JUST.

*
* *

RÉPONSE A UNE DEMANDE DE NOTE D'HONORAIRES

—

Madame la comtesse de X..., fatiguée de demander vainement à son docteur sa note d'ho-

noraires, dit un jour, aux dames de sa compagnie :
« Je crois avoir trouvé un moyen ingénieux et
sûr d'obtenir, sans nouveau délai, la note en question ; ce moyen, le voici :

« Mon médecin est quelque peu poëte, il a fait
ses preuves de poésie médicale ; eh bien, je vais
lui signifier que, pour le punir de sa négligence,
j'ai résolu formellement de ne plus accepter sa
note, que s'il ne l'adresse *en vers français !*...
Son amour-propre de poëte sera mis en jeu, et,
pour ne pas être soupçonné d'avoir composé son
œuvre à grand renfort de temps et de réflexion,
je suis certaine qu'il ne se passera pas vingt-
quatre heures sans que je reçoive le produit de
son inspiration poétique !

Ce qui fut dit fut fait. Le docteur arrive ;
madame la comtesse lui fait connaître son *ulti-
matum !*... et, le lendemain matin, on remettait,
sous un pli, à madame de X... les vers qui
suivent :

A MADAME LA COMTESSE DE X...

Vous qui joignez la grâce à la noblesse
Et l'élégance à la simplicité,
  De X..., aimable comtesse,
Il vous paraît tout simple, en vérité,
Que le docteur qui près de vous s'escrime
A diriger votre chère santé,
Chaque jour gagne, en ce rapport intime
Quelque éminente et belle qualité !

Le fait est bien constant, voici qu'aujourd'hui même
Vous voulez (et pour lui vos désirs sont des lois !)
Que ce pauvre docteur, cumulant trois emplois,

Exploitant de trois dieux le prestige suprême,
Représente Esculape, Apollon et Plutus
En des vers médicaux évoquant des écus !,..
Mon embarras, céans, à vrai dire, est extrême !
Faut-il, pour en sortir, que j'invoque Barême ?
Que je suppose ici les jours où, médecin,
Sur votre pouls vibrant je dus poser ma main ?
Ce calcul prosaïque est-il bien à sa place
Sous ma plume, empruntant la langue du Parnasse ?
Et chacun de mes vers, en termes malsonnants,
Serait-il bienvenu de s'estimer dix francs ?

Laissons aux financiers ce sordide langage !
Et vous, chère cliente, acceptez comme hommage
A vos charmes rendu, ces vers de ma façon
Qui n'ont d'autre mérite, en cette occasion,
Que celui de complaire à ce piquant caprice
D'une femme d'esprit et pleine de malice
  Et d'enjouement, d'imagination,
   Et sans vaine prétention,
Imposant au docteur, comme nouvelle preuve
De sa docilité, la singulière épreuve
De lui remettre en vers, sous un masque emprunté,
De ses soins médicaux le chiffre bien compté !!

L'énigme à deviner dans ces vers, ma cliente,
Pour votre esprit subtil est assez transparente.

Quant au nom de notre confrère poëte, l'auteur de ces aimables vers, nous pouvons, sans commettre une indiscrétion, le laisser connaître à nos lecteurs : c'est le Dr Eugène Forget, dont la muse pointilleuse a été mise en demeure de satisfaire à cette insolite contribution littéraire ; et ce qui, d'ailleurs, ne gâte rien à la chose, c'est qu'en fin de compte : Plutus s'est empressé de donner à Esculape et à Apollon la *preuve ma-*

térielle que l'énigme du docteur avait été parfaitement comprise.

Dr SIMPLICE.

*
* *

DU CHOIX D'UNE NOURRICE

—

BOUTADE CONTRE LA GENT NOURRICIÈRE.

A mon ami le Dr D...

Vous me dites, ami : pour ma femme il me faut
Une perle, un trésor, un être exempt de vice,
Qui va droit dans la vie et qui jamais ne *fault*,
Toujours digne en un mot du doux nom de nourrice.

Que vous connaissez peu ce sexe aimable et doux,
Qui fournit à foison l'espèce des nounous !
Croyez-moi... pour trouver une semblable fille,
Mieux vaudrait dans le foin rechercher une aiguille.
Désireux cependant de vous être agréable,
Je veux dès aujourd'hui compulser mon dossier,
Et, de mes accouchées vous présentant la table,
Vous donner à choisir dans tout le colombier.

Voici d'abord Toinon, à la rude encolure,
Elle a trogne rougeaude, et rousse chevelure ;
Ses prodigieux appas, pesant sur l'ombilic,
Font rêver. . . . .
. . . . . à ces monts, que décrit Copernic,
Sur l'astre de la nuit. Ah ! fuyez ce lipôme
Qui ne pourrait, de lait, fournir un seul atome.
Préférez-vous la femme à maître Jean Romain,
Elle est alerte et vive, a le cœur sur la main ;
Mais on me dit tout bas que sa dernière couche
Fut, pour son pauvre époux, un incident bien louche.
Aussi, dans son logis entend-on résonner,
Du matin jusqu'au soir, du soir au déjeuner,

Les cris et les gros mots, les coups et la taloche,
Aussi bien que chez feu le marquis de Galoche.
— Et cette belle fille au teint frais et dodu ?
Faites-la s'approcher, c'est là mon dévolu.
— Arrêtez, mon ami, voyez... sous sa mâchoire,
La scrofule inflexible a creusé des sillons
Que l'on croirait tracés avec une lardoire.
Puis j'ai là sous la main d'autres échantillons,
Mais l'une a le visage ainsi qu'une écumoire,
Et l'autre à son bras gauche avive un exutoire.
Cette brune là-bas a de fort jolis yeux,
Mais ils sont, le matin, de plus en plus chassieux.
Et cette bonne enfin, qui vous semble parfaite,
Cache d'affreux chicots dans une bouche infecte.

Ah ! tenez, laissons là toutes ces mercenaires
Qui ne vendent leur lait que pour de gros salaires,
Et dites de ma part, à votre aimable femme,
Que partout, de tous temps, en tous lieux, on pro-
[clame
La supériorité de la mère allaitant,
Ainsi que Dieu le veut, son trésor, son enfant.
Oh ! combien il est doux pour le cœur de l'épouse,
De presser sur son sein le fruit de son amour,
D'enlacer de ses bras, et la nuit et le jour,
L'image de l'époux dont elle est si jalouse.

Mais si je supposais que, pour ce grand devoir,
Sa modeste santé vous mît au désespoir...
Eh bien, je chercherais et je serais heureux
De trouver cette perle, espoir de tous vos vœux.
.   .   .   .
Dussé-je en essayant me remettre aux lisières,
Tout dévoué je vous reste et signe :

B.. SIÈRES.

11.

*
* *

PILULES ÉCONOMIQUES

—

Autrefois, on faisait avec l'antimoine métallique des petites balles qui purgeaient ; elles agissaient comme corps étrangers provoquant les contractions intestinales et étaient rendues avec les selles telles qu'elles avaient été absorbées. On les lavait et on les avalait de nouveau en guise de purgation, d'où leur nom de *pilules perpétuelles*. Certaines de ces pilules servaient à plusieurs générations.

TROUSSEAU.

*
* *

UN MÉDECIN ET UNE JEUNE DAME
PAR LE Dr BRAME.

—

LA DAME.

Docteur, je suis brûlante ou bien je suis transie.
Mes nerfs sont irrités : d'où viennent ces vapeurs ?

LE MÉDECIN.

Un violent désir au cœur vous a saisie,
Désir non satisfait...

LA DAME.

Oui, j'en verse des pleurs.
Tout homme est un tyran ; je hais le mariage,

LE MÉDECIN.

Votre mari vous aime ; il aime sa maison ;
Il est bon, généreux, obligeant...

LA DAME.

                        Et peu sage ;
Il tente d'enchaîner mon cœur et ma raison.

LE MÉDECIN.

Voyons ; votre désir vous mène en Italie.

LA DAME.

Comment devinez-vous ?

LE MÉDECIN.

                    Tout le montre à mes yeux,
Vos livres, vos albums, vos tableaux...

LA DAME.

                                    O patrie !
Mère des nations, noble fille des dieux,
Qui ne te connaît pas est indigne de vivre...

LE MÉDECIN.

Votre mari, madame, est conseiller d'Etat ;
Le devoir le retient...

LA DAME.

                L'ambition l'enivre ;
De l'art, de l'art sublime il méconnaît l'éclat.

LE MÉDECIN.

Madame, votre époux sert noblement la France,
Et vous portez son nom, illustre et respecté ;
Soyez digne de lui...

LA DAME.

        Vous m'ôtez l'espérance.

LE MÉDECIN.

Je vous rends le bonheur, la vie et la santé.

.•.

LES SAINTS DE LA PATHOLOGIE

—

La superstition, dit Paul Lacroix, est la conséquence parasite mais inévitable de toute religion, et, dans certaines âmes simples, sensibles et faibles, elle devient naturellement plus puissante que la religion elle-même.

Ces âmes faibles, sensibles et simples abondent, malheureusement, à tous les âges de la vie des peuples. Il suffit, pour s'en convaincre, de parcourir rapidement l'histoire de la médecine dans ses rapports avec la foi.

.•.

Aux temps antiques du paganisme, la divinité était proche parente de la pathologie; les vieux dieux sont morts, Jésus a vaincu Jupiter : le ciel et la maladie n'en continuent pas moins leur commerce d'amitié. La thérapeutique sacrée existe toujours.

On la plaçait jadis dans l'Olympe; l'Olympe ayant fini son bail, on l'a logée au Paradis.

Du ciel des païens une longue séquelle de dieux et de déesses régnait sur les maux de l'humanité; du Dieu de M. Veuillot une ribambelle de saintes et de saints veille sur les misères externes ou internes du fourreau matériel de l'âme.

Des divinités de la première catégorie je me contenterai de présenter celles qui ont la maternité pour empire; des autres je donnerai une liste un peu plus complète.

∴

Les matrones contemporaines de César-Auguste savaient à qui s'adresser pour faire correctement les enfants.

Elles avaient d'abord la déesse Pertunda, qui facilitait la réunion des sexes; ensuite la déesse Mena, de qui dépendait la menstruation; enfin Materprema, divinité spéciale, qui empêchait la matrice de faire la difficile. Après la conception venait Fluonia, qui empêchait les pertes; la grande Diane, qui conservait la vie du fœtus; Junon Postversa, qui lui faisait prendre une bonne position. Au terme de la grossesse, Lucine arrivait pour faciliter le travail, accompagnée des petits dieux Nixii, qui poussaient fort aux contractions.

Quand l'enfant avait vu le jour, il était immédiatement placé sous la protection de Jupiter Diespiter, puis sous celle de la déesse Cunina.

Pendant tout le temps que durait l'allaitement, la déesse Rumilia veillait à ce que les seins de la nourrice fussent suffisamment rebondis.

Les femmes chrétiennes sont moins bien partagées. Elles n'ont que Notre-Dame-de-Mont-ferrat, l'oraison de sainte Marguerite, l'eau de Lourdes et la statue de saint Guignolet, dont il ne restera bientôt plus rien à force d'être raclée par les époux stériles.

Comme auxiliaires du seigle ergoté et du forceps, cela n'est pas énorme.

Fort heureusement, si la parturition est un peu négligée par les saintes et les saints, la pathologie, proprement dite, est moins à plaindre. Presque chaque maladie a son patron ou sa patronne, qui la guérit — ou qui la crée — à son choix.

*
* *

A saint Antoine — avec ou sans son cochon — appartiennent : l'érysipèle gangréneux, qu'on appelait autrefois « mal des ardents » ou « feu Saint-Antoine »; la gangrène sénile; les pyrexies, témoin ce passage du pieux auteur des *Dames galantes :*

« Le brave M. de Bayard estant un jour persécuté d'une forte fiebvre chaulde, de telle façon qu'il en brusloit, il implora M. Sainct-Anthoyne en lui faisant telle oraison : Ah ! monsieur Anthoyne, mon bon sainct et seigneur, je vous supplie avoir souvenance que lorsque, nous aultres François, nous allâmes jecter dans Parme, il fut arresté qu'on brusleroit toutes les églises, je ne voulus jamais consentir que la vostre fust abattue, bien qu'elle fust de grande importance, mais je m'y allai jecter dedans avecque ma compagnie, si bien que je la garday et demeura entière. Cette oraison faicte, au bout de huict jours, M. de Bayard fust guéry. »

Le saint brûleur aurait pu le guérir plus vite, s'il l'avait voulu. Mais saint Antoine ne veut pas toujours. Exemple : Cet autre soldat, dont l'histoire est racontée dans les *Sermenz Espagnolz* :

« Sortant d'une maladie et d'une grande fiebvre chaulde, estant allé à l'église pour remercier Dieu de sa guérison, il dit et salua ainsi : *Beso las manos, senor Jesus, y tambien a vos san Pablo y san Pedro*, et, se tournant vers saint Anthoyne peinct avec sa grande barbe blanche, il dit : *Y no a vos, barba blanca, que tan mal su fuego me trato, y me quemo en mis calenturas.* »

Ce guerrier, qui ne voulait pas remercier la barbe blanche de saint Antoine, dont le feu l'avait tant brûlé pendant sa fièvre, devait avoir mangé du lard le vendredi.

*
* *

Saint Avertin, saint Romain, saint Gildas et saint Mathelin se partagent l'aliénation mentale. Quand les enfants sont criards et mutins, dit le *Dictionnaire des proverbes*, de J. Panckoucke, il faut les vouer à saint Avertin. Dans la *harangue de Midas*, Bruscambille s'écrie :

« Il n'y a Recipé de médecin ny qui pro quo

d'apoticaire qui vous puisse guérir du mal Saint-Avertin. »

Saint Eutrope guérit l'hydropisie, comme on peut le voir dans la nouvelle CXXIV de Bonaventure des Periers; mais on l'invoqua en vain pour soulager le roi Louis XI. Si M. Chéreau, qui a noté ce détail dans la vie de Jacques Coitier, est bien renseigné, saint Eutrope (*eau trop*) fait partie de cette série de patrons qui ont poussé Eugène Noël à dire que, parfois, le culte des saints est basé sur des jeux de mots et de véritables calembours. Saint Genou, qui soulage les goutteux, est peut-être du nombre, ainsi que : Saint Mammard (*mamelle*) qui mûrit les abcès du sein, saint Marcou (*mal au cou*), qui efface les écrouelles, et encore saint Fiacre (*fic*), qui porte sa sollicitude sur les végétations de l'anus.

L'hypothèse d'Eugène Noël devient une certitude absolue pour le patron de la maladie que l'on soigne à Lourcine et à l'hôpital du Midi. Pour dire son nom et son origine, je laisse la parole à mon maître le bibliophile Jacob :

« Les guérisons étaient partagées entre les saints qui s'en attribuaient le monopole ; souvent même le saint avait été inventé exprès pour la maladie, et lorsque, par exemple, le mal vénérien apparut, il trouva, on ne sait où, un saint Foutin pour le prendre sous ses auspices. »

*
* *

Saint Sébastien est invoqué « pour peste

vénénosique qui nous faict tant de travaux. »

Il a pour adjoint saint Roch. Dans les *Aventures du baron de Fœneste*, d'Aubigné montre un Gascon qui, étant tombé dans le charnier des pestiférés, alla voir son curé et lui fit dire « une messe de saint Roch. »

Ce Gascon, dévot à saint Roch, n'était pas plus... simple que les pieux habitants d'un village de Provence allant, une fois l'an, en plein XIXe siècle, crier « miséricorde » dans la chapelle de Saint-Sébastien.

C'est encore dans le midi de la France que saint Hermantaire empêche les enfants de devenir peureux et d'avoir des convulsions, et que saint Victor calme la fièvre. Consultez les dévots marseillais, ils vous diront qu'après « la bonne Mère de la Garde » nul ne fait plus de miracles que saint Victor.

Saint Gerbold veut bien s'occuper de la dyssenterie; saint Regnauld ne dédaigne pas les maladies de vessie; mais saint Bernardin a une spécialité plus curieuse, notée par Henri Estienne dans l'*Apologie pour Hérodote :* il guérit les suffocations de matrice.

Saint Eloi vient en aide aux gens qui s'étranglent; saint Main empêche les galeux de se gratter. Il est peut-être aussi de quelque secours aux porteurs d'accidents syphilitiques, s'il faut s'en rappporter à ce passage du livre *des Venins,* d'Ambroise Paré :

« Onguent où entre le vif-argent, guarit la

rougne, appelée du vulgaire mal sainct Main. »

On pourrait encore présumer que d'autres affections cutanées sont du domaine du même saint, d'après cet extrait des *Commentaires sur Dioscoride* d'Antoine du Pinet :

« La gourme qui croist és seps de vigne, enduite, guérist les dartres, feux volages, grattelles et les peaux blanches qui retirent au mal sainct Main, les ayant auparavant frottées de nitre. »

**

Saint Genou a deux concurrents pour la cure de la goutte : saint Mor et saint Gueslain. Coquillart témoigne ainsi pour l'un, dans le *Monologue des perrucques :*

« Je viens de saint Mor des Fossez pour estre allégé de la goutte. »

Il est rendu hommage aux deux par la vieille comédie du *Pasté et de la tarte,* dans laquelle un personnage s'écrie :

« ..... Que la goutte
De sainct Mor et de sainct Gueslain
Vous puyssiez tresbucher à plein. »

Saint Guy d'Angleterre a sous sa domination la chorée, d'où le nom de « danse de Saint-Guy » donné à cette névrose. On dansait beaucoup autrefois devant sa chapelle pour obtenir la guérison. On y danse moins depuis la découverte du bromure de potassium.

Nous avons dit que saint Main était bon pour les galeux; ajoutons que sainte Reine est excellente pour les galeuses et qu'elle s'intéresse vivement aux individus des deux sexes qui ont la teigne. Dans son historique de la mendicité en France, l'auteur de *Paris et ses organes*, M. Maxime du Camp, n'a pas oublié de noter « les callots qui prétendent avoir été subitement délivrés de la teigne par un pèlerinage à sainte Reine » parmi les mendiants se donnant comme preuve de l'excellence de la thérapeutique sacrée.

Comme ami des teigneux, on cite encore saint Lambert, en grande vénération dans une commune du département du Var, que je ne veux pas nommer, et saint Saintain plus souvent invoqué dans le nord de la France.

*
* *

Du midi au septentrion, le saint thérapeute le plus respecté c'est saint Hubert. Le nombre d'individus qu'il a guéris de la rage est incalculable. On lui donne, il est vrai, pour auxiliaire saint Mathurin; mais cette assistance paraît bien inutile quand on connaît toute la puissance du patron des chasseurs.

Saint Hubert est connu partout; son nom est familier aux vieillards à barbe blanche comme aux adolescents à menton glabre; dispensons-nous de détails oiseux sur son compte. Sa gloire n'est pas de celles qui ont besoin qu'on leur ajoute des rayons.

Saint Lazare n'est pas dans le même cas. Il fut, au moyen âge, le guérisseur le plus occupé. De notre temps, il manque d'ouvrage. Nous continuons, il est vrai, à appeler « Lazaret » certains bâtiments sanitaires; mais, outre que ces établissements sont généralement vides, ils n'ont plus rien de commun avec les maladreries nombreuses d'autrefois.

Saint Lazare avait la garde des lépreux, nommés plus communément « ladres » ou « mesels ». Au VIIIᵉ siècle, la France seule ne comptait pas moins de deux mille hôpitaux de lépreux; au XIXᵉ siècle, un cas de lèpre en France est signalé dans les journaux de médecine comme rareté pathologique. Seul, le *Dictionnaire vé.é-rinaire* de d'Arboval continue à prononcer le nom du patron des lépreux en disant que la ladrerie du cochon est parfois appelée « pourriture de saint Lazare ».

Plaignons le bienheureux Lazare d'avoir ainsi des loisirs, ou plutôt, félicitons-le d'avoir exterminé aussi complétement le fléau terrible qui n'épargna pas toujours le peuple de Dieu.

*
* *

J'en étais là de mon feuilleton, lorsqu'un confrère — qui n'a pas pavoisé au 14 juillet — est venu me faire visite.

— Qu'écrivez-vous donc de curieux? m'a-t-il demandé en voyant ma table surchargée de bouquins vénérables.

Je lui ai donné mon manuscrit. Il a fait nombre de grimaces pendant la lecture; puis, me rendant les feuillets, il a dit :

— En somme, tout cela ne prouve rien. On était superstitieux il y a quelques centaines d'années, c'est indiscutable; mais aujourd'hui la superstition est morte. C'est manquer d'impartialité que de juger d'une époque d'après celles qui l'ont précédée. De notre temps les malades vont frapper à la porte du médecin et non à celle du curé : votre tirade sur la pathologie sacrée est un anachronisme.

— Au lieu des livres poudreux auxquels je viens de faire des emprunts, vous voudriez, je le devine, des ouvrages tout à fait modernes?

— C'est cela.

— Eh bien, lisez!

Et, à la page 198 d'un petit livre portant pour titre « PÈLERINAGE DE SAINT HUBERT, par l'abbé *Bertrand* », imprimé à Paris en 1869, mon ami — qui n'a pas illuminé au 14 juillet — lut :

« Afin de se préserver de la rage, on porte dévotement sur soi des objets bénis et touchés à l'étole miraculeuse de saint Hubert, comme des croix, des bagues, des chapelets, etc. »

Mon ami se souvint qu'il avait à voir un client dans le voisinage; il prit son chapeau.

— Attendez, lui dis-je, j'ai à vous montrer d'autres livres modernes, dans lesquels vous trouverez : une prière à saint Christophe pour lui demander d'être préservé de mort funeste;

une oraison à saint Vite pour être détendu contre la rage des animaux féroces ; une invocation à saint Blaise pour guérir les maux de gorge ; un discours pieux à saint Magnus contre les insectes venimeux ; une litanie à.....

Mon ami n'écoutait plus Il partit et court encore.

Je lui offrirai pour sa fête le volume de Paul Parfait portant pour titre : *l'Arsenal de la dévotion.*

Dr FÉLIX BRÉMOND.

.•
• •

POST-SCRIPTUM

A propos de superstitions trop actuelles, hélas ! veut-on une histoire d'accouchement espagnol ? — Qu'on lise ce que le rédacteur en chef de l'*Hygiène pour tous* a publié, la semaine dernière, dans *le Voltaire.* C'est intitulé : « Pour les couches de Sa Majesté. »

La Epocca l'a déclaré. S. M. la reine d'Espagne aura un accouchement heureux : on a porté chez elle, dans ce but, un os de saint Jean-Baptiste, le peigne de la vierge Marie avec trois de ses cheveux, et une chemisette de N. S. Jésus-Christ. On tient, de plus, en réserve le corps du bienheureux Diégo de Alcala, pour le cas imprévu où le fœtus royal ferait le récalcitrant.

Tout cela est fort bon, mais ne constitue pas l'arsenal obstétrico-pieux au grand complet.

Nous espérons qu'on mettra encore à la disposition de dona Christine :

1º Un cierge de Notre-Dame de Monferrat, « qui aide fort les dames espagnoles à enfanter », ainsi que le déclare le révérend Pierre de Bourdeilles, seigneur de Brantôme, en son quatrième chapitre des *Dames galantes*;

2º Les reliques de sainte Marguerite, qui servirent à Marie de Médicis, comme il appert de ce passage des œuvres de la sage-femme Louise Bourgeois : « La colique travailloit plus la Reyne que le mal d'enfant, et mesme l'empeschoit... Les reliques de madame saincte Marguerite estoient sur une table dans la chambre, et deux religieux de Sainct-Germain-des-Prez qui prioyoient Dieu sans cesser... le mal dura vingt-deux heures »;

3º Un morceau de la robe de saint Ignace. « Il y a deux circonstances, dit le R. P. Terwecoren, dans lesquelles on recourait beaucoup autrefois à saint Ignace, et ce recours paraît reprendre. C'est celle des femmes effrayées à l'approche du moment où elles doivent mettre un enfant au monde, ou de celles désolées de ne pas avoir l'espoir de s'entendre appeler du doux nom de mère. Dans l'une et l'autre de ces circonstances, l'intercession de saint Ignace a essuyé bien des larmes »;

4º Un agnus de cire blanche, provenant du cierge pascal de la chapelle Sixtine, lequel, à ce qu'en dit le chanoine Barbier de Montault, « conserve la mère et l'enfant pendant tout le temps de la grossesse et la tire du danger au moment de la délivrance, dont il calme et abrège les douleurs » ;

5° Un cordon de saint Joseph, en laine bleue admirable pour hâter le travail, parce que, dit le R. P. Huguet, « ce qui est impossible aux médecins est facile à saint Joseph » ;

6° L'oraison de la Sainte-Croix découverte en 1505, sous le saint sépulcre, et imprimée en 1880, rue Cassette, dans laquelle on lit ces mots : « Quand une femme se trouve en enfantement, qu'elle entendra lire ou lira cette prière, ou la portera sur elle, elle sera promptement délivrée ; elle restera tendre mère, et quand l'enfant sera né, il faudra poser cette prière sur son côté droit et il sera préservé d'un grand nombre d'accidents. »

Enfin, nous espérons qu'on n'oubliera pas d'avoir sous la main :

7° Un forceps.

Il arrive parfois que cet instrument n'est pas inutile aux accouchements royaux. Cela s'est vu déjà pour une Espagnole, fortement munie de reliques, S. M. Eugénie de Montijo. Malgré la provision de saints os faite pour elle par son auguste époux, les fers de l'accoucheur aplatirent sensiblement les oreilles du rejeton que Cassagnac appelait « Napoléon IV ».

Dr F. BRÉMOND.

.·.

UN CONCOURS A LA FACULTÉ

POÈME

EN QUATRE DEMI-HEURES, AVEC PROLOGUE
ET ÉPILOGUE.

Pour servir de pendant à la séance du 4 février 1846,
du concours pour une chaire d'anatomie, à la Faculté de médecine de Paris.

Président : M. Roux.
Candidat : M. Després (1).
Argumentateurs : MM. Béclard, Bourgery, Gosselin,
Duméril fils.

Messieurs, contenez-vous, la séance est ouverte.
Ainsi Roux a parlé, la tête découverte;
Et nos cinq candidats, vêtus d'un habit noir,
Ont pris chacun leur siége, empressés de s'asseoir.
Celui que vous voyez, perché sur cette chaire,
Offrant un embonpoint qui prouve bonne chère,
C'est le docteur Després. — Il a l'air étonné,
Comme un homme sentant que son heure a sonné.
Ce soir, on l'argumente. — A-t-il peur, par hasard?
Cet autre, ce petit, ce jeune, c'est Béclard.
Il porte un nom bien lourd, mais aussi bien illustre :
Je ne dis pas pour ça qu'il soit son plus beau lustre.
Celui que vous voyez promenant un regard
Qui rappelle de loin celui du léopard,
C'est le fils Duméril. — Vous savez sa faiblesse,
Pour la gent animale il a de la tendresse;
C'est sa vocation. — Je ne l'en blâme point;
Trop heureux d'en savoir comme lui sur ce point.
Cet autre qui là-bas apparaît blanc et rose,

(1) Le sujet de thèse était : *De la valeur des recherches microscopiques en anatomie.*

Comme une tendre fleur nouvellement éclose,
C'est monsieur Gosselin. — Son timbre harmonieux
Semble un son échappé de la lyre des dieux :
Sa grâce, son esprit, ses charmes, son sourire,
Sur un autre auditoire auraient beaucoup d'empire.
Enfin, cet autre mâle et brave champion
Ayant la dent d'un tigre et l'âme d'un lion,
C'est Bourgery le grand, c'est Bourgery colosse,
Possédant à lui seul l'anatomique bosse;
C'est le Napoléon de la dissection,
Seul héros dans son art par l'intuition :
Il a le front pensif, comme un jour de bataille,
S'apprêtant à braver le feu de la mitraille,
Tout fier de s'abriter derrière un monument
Qui lui sert de rempart et de retranchement.
Mais le silence enfin s'établit dans l'école :
Monsieur Béclard, dit Roux, peut prendre la parole.
Et s'étant, tous les deux, croisés d'un œil courtois
Béclard argumentant élève ainsi la voix :

BÉCLARD.

Monsieur, car c'est bien vous, vous que Després on
nomme,

Possédant de docteur le titre et le diplôme,
Vous, ancien prosecteur de cette Faculté,
Chirurgien au bureau central de charité;
Vous, chirurgien-adjoint d'un pieux dispensaire,
Où l'on donne gratis la purge au prolétaire,
Du bureau du douzième intrigant médecin,
Membre très-vénéré dans le quartier Latin,
De la Société qu'on dit anatomique,
De la Société médico-non-pratique,
De la Société de l'arrondissement
Que du nom de douzième on désigne souvent,
Membre correspondant des écoles savantes
Qui pullulent au sein des villes importantes,
Copenhague, Stockholm, Saint-Pétersbourg, Berlin,
Et Londres et Zurich, Edimbourg et Turin;
Membre correspondant d'une infinité d'autres,
Dont vous êtes, je gage, un des plus purs apôtres;

Vous qui ne craignez pas d'annoncer sur le mur
Un cours qui, s'il se fait, n'en sera que plus mûr
Tant il se fait attendre, et tant l'insigne affiche
Abuse le public, que le public s'en fiche;
Sans être pour cela des plus originaux,
Le moyen montre au moins qu'au sein des hôpitaux
Vous êtes quelque chose; et le charlatanisme,
Par le siècle qui court, fait, on sait, fanatisme :
Monsieur, car, c'est bien vous.....

DESPRÉS.

Oui, Monsieur, oui, c'est moi;
C'est moi certainement, comme Philippe est roi.
Oui, Després, oui, c'est moi : Expliquez-vous, de
[grâce...

BÉCLARD.

Monsieur, n'attendez pas qu'en ces lieux je vous fasse
Un pompeux compliment...

DESPRÉS.

Vous pourriez bien plus mal
Employer votre temps. Mais, cela m'est égal :
Je n'y veux pas compter, car trop bonne est l'école
En fait de compliments; témoin soit la parole
De ce compétiteur qui sent son Portugal
D'une lieue...

BÉCLARD.

Ah! vraiment...

DESPRÉS.

J'en jure par Gannal

BÉCLARD.

Monsieur, vous aviez donc à traiter une thèse
Sur un très-beau sujet, fort beau, ne vous déplaise.

DESPRÉS.

Fort beau, cela dépend comme vous l'entendez,

Il n'est pas en odeur aussi sainte à mon nez.

BÉCLARD.

Traiter de la valeur des recherches sublimes
Que fait le microscope aux profondeurs intimes
Des tissus. Mais avant d'entrer dans le détail
De votre laconique et trop subtil travail,
Je vous dirai qu'en vain j'ai consumé ma force...

DESPRÉS, en lui-même.

Sa force,.. hélas! il n'a que les os et l'écorce....

BÉCLARD.

A chercher tant soit peu de cette autre valeur
Qu'on trouve plus ou moins chez tout compétiteur.

DESPRÉS.

Plus ou moins, c'est bien vague et trop facile à dire;
Et, si sur ce point-là, j'osais vous contredire,
J'opterais pour le moins...

BÉCLARD.

           N'importe, et pour finir.
L'argument que déjà j'ai voulu définir :
Je vous dirai qu'en fait de valeur demandée,
Je n'ai trouvé chez vous que celle susnommée
En votre titre...

DESPRÉS

           Et moi, — voici mon argument.
S'il h'en est pas plus neuf, il n'en est pas moins grand.
Écoutez et jugez : Mais aux âmes bien nées,
La valeur n'attend pas le nombre des années.

BÉCLARD

Monsieur, votre argument combat en ma faveur,
Et cette arme va droit à votre propre cœur.
Il vient corroborer contre vous mon reproche;
Quand près de quarante ans, comme vous on approche,
On devrait, il me semble, en un jour de combat,

Se montrer digne au moins de paraître au débat.....

DESPRÉS.

Pardon, — c'est une erreur — c'est un lapsus de langue;
Je comprends tout le sens d'une telle harangue
Et reconnais ici, qu'avec beaucoup d'esprit,
J'ai voulu soutenir ce que vous avez dit.

ROUX.

Messieurs, en ce moment, la demi-heure expire.
Monsieur Després n'ayant rien autre chose à dire,
Je donne la parole à M. Bourgery.

BOURGERY.

Monsieur, excusez-moi, si j'ai l'air trop aigri.
Je vais en peu de mots tirer votre horoscope,
Et vous prouver bien net qu'en fait de microscope
Vous n'avez que touché du sens et du regard.

DESPRÉS.

Voyons, parlez, monsieur; j'écoute avec égard.

BOURGERY.

Pour traiter ce sujet de moderne origine,
Et montrer tout le tact de vous qu'on imagine,
Vous auriez dû vous-même, armé de l'instrument,
Plonger dans le sujet l'œil plus profondément,
Contempler d'un certain coup d'œil philosophique,
L'art nouveau d'appliquer le champ microscopique.
Ainsi qu'un ver de terre, errant dans ces bas lieux,
Vous n'avez que rampé, sans regarder les cieux.
Vous n'avez pas compris la sublime portée
D'une œuvre entre vos mains tristement avortée.
Vous ne savez donc pas (mais qui le sait hors moi)!…

DESPRÉS.

Prenez garde; ce mot met des cœurs en émoi...

BOURGERY.

Qu'importe! ces messieurs en ont pris l'habitude...

Nous avons sur ce point un modèle d'étude.
On se doit à chacun sa stricte vérité.
Tant pis pour qui se pique et qui l'a mérité.

DESPRÉS.

C'est vrai ; mais la leçon nous parut un peu forte,
C'était à lui montrer le chemin de la porte...

BOURGERY.

J'en conviens, mais du moins, en se montrant si franc,
Il ne passera pas pour un vil courtisan...
A l'égard d'un certain, nous avons certain doute...
Mais, reprenons le fil de l'argument...

DESPRÉS.

J'écoute.

BOURGERY.

Vous ne savez donc pas, prosecteur malheureux,
Qu'en fait d'anatomie, il en existe deux.
L'une bien plus grossière et plus chirurgicale,
L'autre bien plus intime et bien plus médicale.
L'une nous indiquant formes et régions,
Et l'autre des tissus les compositions.
Eh bien, le microscope est à cette dernière,
Ce que le scalpel est auprès de la première.

DESPRÉS.

Monsieur, vous raisonnez avec un goût parfait,
Et me voyez de vous assez bien satisfait ;
Mais un homme de sens, présent dans l'hémicycle,
Que vous reconnaîtrez à sa double bésicle,
Dit qu'en finasserie et en subtilités,
Nous possédons déjà trop de futilités.

BOURGERY.

En vos citations, si vous êtes prodigue,
En montrant à nos yeux la formidable digue
Des Mandl, Seuwenhoëk, Hoke, Stelluti,
Henle, Weber, Baër, Milne-Edwards, Mascagni,

Arnold et Fontana, Richard Owen, Desjardin,
Gluchen et Brongniart, Robert Brown, Valentin,
Havers, Howskip, Schleyden, Reichel et Swammerdam,
Haller, Bichat, Béclard, Meckel, Bordeu, Kraust,
[Schwam,
Purkinje, Deutsch, Gerdy, Jourdan, Krause, Gerber,
Retzius, Duvernois, Serres, Nasmith, Mayer.
Comment à Malphigi, le chef en cette espèce,
Avez-vous refusé votre immense largesse?...

DESPRÉS.

Mais, pardon ! Bien des fois j'ai cité Malphigi.
Vous prétendez parler d'un autre auteur en *i*,
C'est une omission — j'en conviens — et vous prie
De croire que j'aurais craint pour sa modestie.

BOURGERY.

Point du tout. Quand on cite, il faut, monsieur, citer
Les autres et les uns, ou ne s'en point mêler.
En somme, croyez-vous, monsieur, au microscope ?

DESPRÉS.

Il faudrait être aveugle, encor plus qu'une taupe,
Pour ne pas voir, armé, de ce noble instrument,
Des choses qu'à l'œil nu l'on ne voit nullement.

ROUX.

Messieurs, en ce moment, la demi-heure expire.
Monsieur Després n'ayant rien autre chose à dire,
Je donne la parole à monsieur Gosselin.

DESPRÉS, *en lui-même.*

Ça devient sérieux, car le bougre est malin.

GOSSELIN.

Vous vous trompez, monsieur, si dans votre espérance,
Vous comptez qu'aujourd'hui Gosselin vous encense.
J'ai l'âme trop saignante et suis trop irrité,
Pour ne pas vous flétrir d'un affront mérité.
Quoi! vous considérez, avec plaisanterie,

Comme une illusion, comme une rêverie,
Le sujet qu'à vos soins a confié le sort!

DESPRÉS, *en lui-même.*

Le monsieur parle bien; mais je crois qu'il a tort.

GOSSELIN.

Vous ne rougissez pas d'avoir produit vingt pages
Pour traiter un sujet sans pareil dans ces âges!
Au lieu d'utiliser un hasard précieux,
En vous montrant plus grand trois cents fois à nos
[yeux,
Qu'avez-vous fait? Une œuvre, hélas! microscopique.
Si bien que pour la lire, avec mon nerf optique,
Je me suis vu forcé d'employer l'instrument
Que vous traitez, ingrat, si dédaigneusement.

DESPRÉS.

Votre argument, monsieur, me retrouve impassible!
Et me pénètre moins qu'une balle la cible.
Ah! si le sort vous eût, comme à moi, destiné
Un enfant inconnu, problème nouveau-né,
Et qu'il vous eût fallu faire un apprentissage,
Vous n'eussiez pas sur moi tenu pareil langage.
A ma place, combien j'aurais voulu vous voir
Abordant tout d'un coup un sujet aussi noir!
Vous ne savez donc pas que pour être en mesure
De mieux apprécier l'objet dans sa nature,
Braquant mon instrument, j'ai, pendant deux longs
[jours,
Regardé, regardé, mais regardé toujours;
Et que plus j'y mettais une ardeur assidue,
Plus j'ouvrais les deux yeux et plus ma faible vue
Allait s'affaiblissant. Si bien, monsieur, si bien
Que j'ai fini par voir... que je n'y voyais rien.
Vous m'avez adressé, monsieur, un autre blâme,
Dont le sens a produit quelque effet sur mon âme.
Vous m'avez accusé de la brièveté,
Qui fait que mon sujet vous paraît écourté.
Si, dans ce moment-ci, quelque chose m'étonne,

C'est d'en avoir produit une dose aussi bonne.
On n'a pas tous les jours tant de conception.
Mais écoutez un peu la contradiction.
A-t-on dans son sujet mis un peu d'étendue,
L'un vous répond : « Monsieur, c'est peine superflue. »
A-t-on voulu, par contre, être bref et précis,
L'autre vous dit : « Monsieur, vous êtes trop concis. »
Vous conviendrez du moins, fût-on vingt fois habile,
Que de complaire à tous, la tâche est difficile.
Et sans fatuité, je vous déclare net
Que de moi, sur ce point, je suis fort satisfait.

GOSSELIN.

De votre part, monsieur, c'est presque suffisance.
On ne dit pas tout haut ce que de soi l'on pense.
Mais à notre débat, enfin, pour couper court,
Veuillez vous expliquer sans crainte et sans détour.
Avez-vous foi, monsieur, dans votre microscope ?

DESPRÉS.

De même qu'à travers une épaisse enveloppe,
On voit des tourbillons d'innombrables héros,
S'avançant lentement à l'aspect des flambeaux,
De même l'avenir s'enveloppant de voiles,
A travers la clarté de brillantes étoiles,
Nous montre la valeur de la prédiction
D'une autre catastrophe ou révolution ;
Si bien que l'œil armé du microscope y fouille...

GOSSELIN.

Mais je crois, par ma foi, que votre esprit bredouille...
Et, pour pouvoir, d'un mot, vous tirer d'embarras...
Répondez : Croyez-vous ?

DESPRÉS.

Monsieur, je n'y crois pas.

ROUX.

Messieurs, en ce moment, la demi-heure expire.
Monsieur Després n'ayant rien autre chose à dire,

Je donne la parole à monsieur Duméril.

DUMÉRIL.

Monsieur, dans ce moment de gloire et de péril,
Où, le cœur tout rempli d'un zèle opiniâtre,
Vous vous défendez seul contre nous autres quatre ;
Je ne veux pas, poussé d'un sentiment jaloux,
Appesantir sur vous le poids de mon courroux.
Aux lois de la critique hardiment je déroge,
Et ne vous offre ici qu'un fraternel éloge.
Votre travail, monsieur, m'a semblé bien écrit,
Et l'œuvre d'un profond et juridique esprit.
Je dois surtout vanter sa clarté, sa méthode,
Et ce ton dégagé maintenant à la mode.....

DESPRÉS.

Monsieur, votre langage est pour moi si flatteur,
Qu'il me rend tout confus d'un si brillant honneur,
Et votre voix, semblable à la voix d'une femme,
A vraiment déversé trop de baume en mon âme.
Mes trois autres cruels et durs compétiteurs
Ont excité chez moi de bien vives douleurs :
Vous me voyez meurtri de leurs coups et blessures ;
Mais, vous, vous m'épargnez jusqu'aux égratignures ;
Vous vous montrez pour moi gracieux, bienveillant ;
Ce mérite est celui d'un homme bien pensant,
Et la reconnaissance à l'instant que j'éprouve
Dépasse la bonté qu'en vous seul je retrouve.

DUMÉRIL.

Sans prétendre amoindrir la satisfaction
Qu'a fait naître en vos sens ma simple opinion,
Je veux pourtant vous faire un tout petit reproche.

DESPRÉS, *en lui-même.*

Tiens, c'est particulier ! mais, je crois qu'il m'accroche,
L'éloge qu'il m'a fait est donc un compliment !

DUMÉRIL.

Afin de compléter le développement

D'un travail si parfait, à la source immortelle
Que fournit aux savants l'histoire naturelle,
Vous n'avez pas assez puisé profondément.
Votre thèse eût gagné beaucoup assurément.
C'est en vain qu'aujourd'hui, sans la zoologie,
On prétendrait à fond savoir l'anatomie.
On dédaigne un peu trop, messieurs, les animaux
Sans s'inquiéter assez de leurs trésors nouveaux,
Et pour mieux vous forcer d'en palper la lumière,
Et convaincre, en un mot, votre âme tout entière,
Je veux citer quelqu'un. Vous n'êtes pas de ceux
Chez qui se trouve éteint tout esprit généreux,
Qui, mettant de côté la pudeur et la honte,
Et sans craindre qu'au front la rougeur leur remonte
Frondent impunément de leurs coups répétés
Les chefs-d'œuvre choisis de nos autorités.
Je vous connais doué d'une raison plus sage;
Aussi permettez-moi de vous lire un passage
D'un auteur fort connu, deux fois cher à mon cœur,
Car cet auteur pour moi fut doublement auteur.

DESPRÉS.

La chose me paraît du moins assez probable.
Mais le contraire aussi n'est pas invraisemblable.
Et, quant au lieu d'un fait, vous en avancez deux,
Faudrait-il établir la preuve à chacun d'eux.
Etes-vous bien certain, monsieur, ne vous déplaise,
Que votre assertion n'est pas une hypothèse?

DUMÉRIL.

Comment, si j'en suis sûr? Mais j'ai la preuve en
[main.

DESPRÉS.

Vous me la montreriez d'ici jusqu'à demain,
Que je vous répondrais : Monsieur, donnez-moi
[l'autre,
Et prouvez-moi qu'en fait, cet auteur est le vôtre.

DUMÉRIL.

Je ne vous comprends pas.

DESPRÉS.

> C'est que vous y mettez
De la mauvaise grâce. — Eh bien, vous comprenez?...

DUMÉRIL.

Monsieur, brisons-en là. Les lois de la décence
M'obligent sur ce point de garder le silence;
Et de votre discours l'insinuation
Mériterait, monsieur, une punition
Si je...

DESPRÉS.

> Daignez, de grâce, accepter mon excuse,
Et croire que de moi mon trop d'esprit abuse.
De suspecter, monsieur, l'honneur de votre nom,
Je n'ai jamais connu ni motif ni raison.
Mais mon esprit subtil, pointilleux et caustique,
Heureux de rencontrer un détour satirique,
M'a porté, je le sens, vers une extrémité,
Que je regrette, hélas! avec sincérité.
Vous ne m'en voudrez pas. Au fond, je suis bon
> [homme,
Et ne mérite pas pour si peu qu'on m'assomme.

DUMÉRIL.

De votre repentir l'aveu plus qu'évident
Suffit pour mettre fin à ce long incident.
Etes-vous partisan, monsieur, du microscope?

DESPRÉS.

Je me sens défaillir, j'éprouve une syncope.
Par trois fois reproduit, ce terrible argument,
Dans mon esprit, hélas! trouve le dénûment.
Je n'éprouvai jamais une plus dure épreuve,
Par trois fois l'on n'a pas une réponse neuve,
Mais, afin que chacun lise au-dedans de moi,
Je vais faire tout haut profession de foi.
— J'ai cru, je n'ai pas cru, maintenant j'ai du doute.
J'ai dit, et crois ainsi ma conscience absoute.

DUMÉRIL.

De vos opinions le jury jugera...

DESPRÉS.

Et de Després un jour l'avenir parlera.

ROUX.

Messieurs, en ce moment, la demi-heure expire.
Monsieur Després n'ayant rien autre chose à dire,
La séance est...

DESPRÉS.

Pardon, monsieur le Président :
J'éprouve en ce sublime et solennel moment,
D'où peut dépendre un jour l'avenir de ma gloire,
J'éprouve le besoin de dire à l'auditoire
Quel est le sentiment tendre et reconnaissant
Qu'envers lui pour jamais mon faible cœur ressent.
Je dois aussi louer l'aimable bienveillance
Qu'a toujours déployée avec tant d'indulgence,
A l'égard de nous tous, notre illustre jury,
Et mes compétiteurs Béclard et Bourgery,
Gosselin, Duméril. — Leur noble courtoisie,
Et de leurs procédés l'élégance choisie,
A montré que chacun en loyal chevalier
Maniait aussi bien et glaive et bouclier.
Malgré moi je m'arrête. Enfin l'heure sonnée
M'annonce que j'ai fait une bonne journée.
Et je cours de ce pas me passer par le bec
Un gigot de mouton, arrosé d'un vin sec.
Je voudrais que chacun de vous fût mon convive,
Messieurs.

TOUS.

Vive Després ! Qu'à jamais Després vive !

.·.

UNE DISSECTION PRÉCIPITÉE

—

Le célèbre anatomiste André Vésale, premier médecin de Charles-Quint, et ensuite de Philippe II, roi d'Espagne, ouvrit en 1564, le cadavre d'un gentilhomme espagnol, qu'il croyait mort, et lorsqu'il se mit à le disséquer, les assistants s'aperçurent que le cœur palpitait encore; la famille, en ayant été instruite, fut indignée de cette méprise, et déféra Vésale au tribunal de l'inquisition, qui le condamna, pour expiation de ce meurtre, à faire un pèlerinage à Jérusalem, au retour duquel il mourut, à l'âge de cinquante ans, dans un village de l'île de Zante, où il fut jeté par une tempête.

.·.

L'APPLICATION DU· FORCEPS

—

Air : Le Grenier, de Béranger.

I

Il est minuit; à la salle de garde
L'interne dort comme en un paradis.
Madame cinq, Monsieur, ça vous regarde,
Près d'accoucher vous réclame à grands cris.
L'interne accourt et son doigt le rassure.
Le col est large, et la tête est en bas.
Oyant le cœur en son lointain murmure,
Il dit : Fœtus, que ne passes-tu pas? (*Bis.*)

II

Dépêche-toi, petite créature,
Ta pauvre mère en toi met son espoir,
Fille ou garçon, belle ou laide figure,
Elle t'attend, heureuse de te voir.
De blancs habits composent ta layette,
Pour être au monde il te suffit d'un pas.
Viens essayer cette belle toilette.
L'enfant dit : Non! Je ne passerai pas. (*Bis.*)

III

Dépêche-toi, gracieux petit être,
Tu n'es pas seul, d'autres sont plus pressés.
Tu me feras ainsi manquer, peut-être,
Quelques enfants à venir empressés.
A leur secours bientôt on me réclame,
Viens avec eux commencer tes ébats.
Une douleur, poussez, poussez, Madame.
Mais l'enfant dit : Je ne passerai pas. (*Bis.*)

IV

Dépêche-toi, cette salle est glacée,
J'ai pris l'onglée en ce maudit local,
Et par le froid ma main paralysée
Peut mal couper ton lien ombilical.
Qu'attends-tu donc, créature têtue?
La poche est vide, et le col au plus bas,
Ta pauvre mère à pousser s'évertue.
L'enfant dit : Non, je ne passerai pas. (*Bis.*)

V

Dépêche-toi, maudite créature;
Mais pourquoi donc cette obstination?
N'entends-tu pas la voix de la nature?
Mets à profit la dilatation.
Si tu ne veux être assez raisonnable,
D'entrer au monde obligé tu seras,
Car j'emploierai l'instrument secourable.
L'enfant dit : Non, je ne passerai pas. (*Bis.*)

VI

L'interne alors, transporté de colère,
Prend son forceps, le désarticulant,
La branche gauche à gauche est la première
Et puis la droite est mise en un instant.
La tête vient, mais le menton s'accroche,
Avec deux doigts on le saisit en bas.
Dans ce moment on entendit Gavroche
Qui grommelait : Je ne passerai pas. (*Bis.*)

VII

Cette chanson ici personnifie
Ces gens bornés, par nature entêtés,
Que l'avenir, le progrès terrifie,
Aveugles-nés pour toutes les clartés !
A trois pas d'eux leur montrant le bien-être,
Vous leur offrez de conduire leurs pas,
Le soleil brille ; ils ferment leur fenêtre,
En répondant : Je ne sortirai pas ! (*Bis.*)

Dr E. TILLOT.

LES INCONVÉNIENTS DE LA VIVISECTION

—

C'était, raconte Claude Bernard, vers 1844. J'étudiais les propriétés digestives du suc gastrique, à l'aide du procédé qui consiste à recueillir ce liquide au moyen d'une canule ou d'une sorte de robinet d'argent adapté à l'estomac des chiens vivants, sans que leur santé en souffre d'ailleurs le moins du monde. Je fis

une expérience sur un chien, dans le laboratoire
de chimie que M. Pelouze avait alors rue Dau-
phine. Après l'opération, on renferma l'animal
dans la cour, afin de le revoir plus tard. Mais,
le lendemain, le chien s'était sauvé malgré la
surveillance, emportant au ventre la canule
accusatrice d'un physiologiste. Quelques jours
après, de grand matin, étant encore au lit, je
reçus la visite d'un homme qui venait me dire
que le commissaire de police du quartier de
l'École-de-Médecine avait à me parler et que
j'eusse à passer chez lui.

Je me rendis dans la journée chez le commissaire de la rue du Jardinet. Je trouvai un petit
vieillard d'un aspect très-respectable, qui me
reçut assez froidement et sans me rien dire;
puis, me faisant passer dans une pièce à côté, il
me montra, à mon grand étonnement, le chien
que j'avais opéré, et me demanda si je le recon-
naissais pour lui avoir mis l'instrument qu'il
avait dans le ventre. Je répondis affirmativement,
en ajoutant que j'étais très-content de retrouver
ma canule, que je croyais perdue. Mon aveu,
loin de satisfaire le commissaire, provoqua probablement sa colère, car il m'adressa une admo-
nestation d'une sévérité exagérée, accompagnée
de menaces, pour avoir eu l'audace de lui
prendre son chien pour l'expérimenter.

J'expliquai au commissaire de police que ce
n'était pas moi qui étais venu prendre son chien,
mais que je l'avais acheté à des individus qui en

vendaient aux physiologistes et qui se disaient payés par la police pour ramasser les chiens errants.

J'ajoutai que je regrettais d'avoir été la cause involontaire de la peine que produisait chez lui la mésaventure de son chien, mais que l'animal n'en mourrait pas; qu'il n'y avait qu'une chose à faire, c'était de me laisser prendre ma canule d'argent et qu'il garderait son chien. Ces dernières paroles firent changer le commissaire de langage; elles calmèrent surtout complétement sa femme et sa fille. J'enlevai mon instrument et je promis, en partant, de revenir. Je retournai, en effet, rue du Jardinet. Le chien fut parfaitement guéri au bout de quelques jours; j'étais devenu l'ami du commissaire et je croyais pouvoir compter désormais sur sa protection. C'est pourquoi je vins bientôt installer mon laboratoire dans sa circonscription, et pendant plusieurs années je pus continuer mes cours privés de physiologie expérimentale dans le quartier, ayant toujours l'avertissement et la protection du commissaire pour m'éviter de trop grands désagréments, jusqu'à l'époque où enfin je fus nommé suppléant de Magendie au Collége de France.

PORTRAIT PEU FLATTÉ DU MÉDECIN

Affecter un air pédantesque,
Cracher du grec et du latin;

Longue perruque, habit grotesque,
De la fourrure et du satin.
Tout cela réuni fait presque
Ce qu'on appelle un médecin.

*
* *

LE CŒUR DE NAPOLÉON Ier

—

Le 6 mai 1821, le Dr Antomachi, assisté de
M. Thomas Carswel, procède à l'autopsie de
Napoléon Ier, à Longwood. La nuit les surprend
et l'opération est interrompue. Quand elle est
reprise, nos médecins constatent que le cœur de
l'Empereur a été mangé par les rats ; ils le rem-
placent par un viscère extrait du thorax d'un
doux animal bêlant. Et voilà comment il se fait,
dit Ch. Flor O'squar, que, depuis 1840, un cœur
de mouton repose sous le dôme des Invalides,
dans la poitrine du vainqueur d'Austerlitz.

Dr BRÉMOND (*Hygiène pour tous*).

*
* *

LE LAVEMENT.

—

Pour sa colique ; à Blaise est ordonné
Un lavement de casse ou de séné.
Chez un apothicaire il porte l'ordonnance :
   « Combien le ferez-vous payer ?
   Mais, là, parlez en conscience.
— Trente sous. — Ah ! c'est trop pour un pauvre ouvrier
A forfait, pour ce prix, je ne saurais le prendre.
Dès ce soir, je consens, monsieur, à vous le rendre :
   Combien faut-il pour le loyer ? »

* *

UN CLIENT MIS AU PIED DU MUR

—

Un provincial fort pimpant, tout de neuf habillé, probablement un délicat de son endroit, se présenta chez le D\u02b3 Voillemier. Il éprouve du ténesme anal, il perd du sang en allant à la garde-robe; bref, l'exploration locale est indispensable, et le doigt du chirurgien, vainqueur de la résistance du sphincter, interroge des régions peu habituées à semblable visite.

La consultation terminée, le client demande ce qu'il doit. — C'est vingt francs, répond Voillemier.

— Vous gagnez bien vite votre argent, monsieur le médecin, dit le provincial, économe quoique fashionable; ne pouvez-vous rien rabattre?

— Je ne vous demande que ce qui m'est dû... Au surplus, tenez, voici quarante francs : voulez-vous, dit Voillemier en défaisant sa culotte, m'en faire autant pour ce prix?

* *

COMME ON CONNAIT LES SAINTS.....

—

Une dame voilée descend de son coupé au n°... de la rue Monsieur-le-Prince; elle vient

consulter le professeur P... pour un accident
« dont la garde qui veille à la porte du Louvre »
ne défend ni les rois, ni les femmes du monde
galantes quoique dévotes.

— Docteur, je viens... pour un bouton...
mal placé... J'ai eu une faiblesse pour... ». Sur ce,
un torrent de larmes qu'arrête un mouchoir
armorié.

— Rassurez-vous, madame, et veuillez vous
asseoir ou plutôt vous coucher... là; étendez-
vous sans crainte.....

Mais la dame continuant sa confession :

— Pour le révérend père X.....

— Oh, alors, madame, veuillez vous retour-
ner..... C'est bien cela, en effet : simples plaques
muqueuses anales.....!

*
* *

LES DOUZE DOCTEURS

Par le Dr Brame

—

LE SENTENCIEUX.

Cher malade, un goutteux doit vivre comme un sage;
L'homme naît pour souffrir, s'il se livre au repos;
Actif, sobre, économe, habitez un cottage,
Menez la goutte aux champs et vous serez dispos.

13.

LE ·DISTRAIT.

Eh bien, chère malade, êtes-vous satisfaite?
Votre jolie enfant a bien passé la nuit?
La mère est tout en pleurs, elle est pâle et défaite :
La mort a pris l'enfant, le médecin s'enfuit.

LE TÉMÉRAIRE.

Partisan décidé de remèdes extrêmes,
Maniant fer et feu, sans crainte et sans pitié,
Audacieux savant, il pose des problèmes,
Que la vie et la mort résolvent par moitié.

LE TARTUFE.

Pratiquant peu son art et beaucoup la prière,
Il ouvre à ses clients le « benoist paradis. »
Si le défunt est riche, il le pose en sa bière;
S'il est pauvre, il se signe en fuyant le taudis.

LE POSITIVISTE.

Méconnaissant l'esprit, dont il éteint la flamme,
Sa raison est douteuse et son art incertain;
Rapportant au cerveau les souffrances de l'âme,
S'il est encor docteur, il n'est plus médecin.

LE CRÉDULE.

En tout temps, en tous lieux, l'esprit et la matière
Sont serviteurs zélés du médecin naïf;
Il se croit important, il se rit de Molière;
Sa parole est gourmée et son style incisif.

LE GENTILHOMME.

Un médecin fameux, posant en gentilhomme,
Vantait à tout propos les vertus d'un bonbon,
Triomphant de la toux, procurant un long somme;
Du ciel même c'était un admirable don.

« Je connais, dit quelqu'un, votre infaillible drogue,
Moyen puissant et sûr, de vieille invention ;
Vos aïeux, chez les grands, jadis ont mis en vogue
La poudre d'espérance ou de succession. »

LE MÉDECIN DES DAMES.

La dame, à demi-mot, désire être comprise,
Il faut que son secret ait l'air d'être surpris :
Son docteur, doux, aimable, et de correcte mise,
De l'esprit féminin connait tous les replis.

LE CUPIDE.

Sagace observateur, calme, prudent, austère,
Mais avide, entouré de coupes pleines d'or,
Un grand praticien dans l'humaine misère,
Comme dans un filon, puisait, puisait encor.

LE HABLEUR.

Gentilshommes, bourgeois, dames et demoiselles,
Ouvriers et soldats m'appellent en tous lieux ;
D'un pôle à l'autre pôle on a de mes nouvelles,
J'ai surpris la puissance et le secret des dieux.

Amenez, amenez les perclus, les malades ;
Partout, j'ai foudroyé d'impuissants détracteurs,
Partout, j'ai confondu maîtres et camarades,
Je suis chef, général et prince des docteurs.

LE BRUTAL.

Pour masquer ses méfaits et ses lourdes bévues,
Affectant le dédain, parlant avec mépris,
Jurant et tempêtant comme un hôte des rues,
Il tend un piége aux sots et d'autres y sont pris

LE JOVIAL.

Enfin, à mon miroir un dernier charme attire
Le docteur jovial, paré de sa gaîté ;

Le malade l'accueille avec un doux sourire,
Et son talent réel n'est pas sans gravité.

AUX LECTEURS.

C'est fait! lecteurs malins, réprimez un sourire,
A mes douze docteurs montrez-vous indulgents;
Si le divin Molière a fouillé leur empire,
Ainsi que les destins, les docteurs sont changeants.

.˙.

QUELQUES COMBLES

—

— *Le comble de la naïveté?*
— Aller chez un pharmacien demander une solution de continuité.

.˙.

— *Le comble de l'habileté chirurgicale?*
— Rendre l'ouïe à une lanterne sourde.

.˙.

— *Le comble de la constipation?*
— Une nouvelle dénuée de tout fondement.

.˙.

— *Le comble de la tristesse?*
— C'est d'être cantonnier, d'avoir une rétention d'urine, et de tenir continuellement à la main un tuyau d'arrosage, d'où l'eau sort avec abondance et facilité.

*
* *

LA RANÇON DU MÉDECIN

—

*Épître d'un médecin sur une maladie qu'il a essuyée
dans sa jeunesse.*

—

C'est à la Mort seule que je suis redevable
    D'avoir recouvré ma santé,
Peut-être prendrez-vous ceci pour une fable?
La Mort n'a pas renom d'être si charitable,
J'en conviens; cependant, grâce à sa bonté
    Vous me voyez ressuscité.
Apprenez, cher ami, le mystère incroyable
    Qui déroba ma tête à sa sévérité.
Ce monstre, poursuivant sa fatale tournée,
    S'avisa de passer chez moi.
    Il y trouva la fièvre accompagnée
De tous les maux qu'elle traîne après soi.
    J'étais défait, la face décharnée,
    Les yeux éteints, enfin prêt à partir !
Un moine à mon chevet tâchait de me résoudre
    A lui donner lieu de m'absoudre
    Par un sincère repentir.
Je contentais son zèle, et d'une voix mourante
    Je disais *Peccavi*, lorsque la Mort parut.
    En cet état, elle me méconnut,
Et me croyant la victime innocente
    De la salubre Faculté,
    D'un coup de sa faux menaçante
Elle allait avancer le moment redouté,
Quand, juste ciel ! que je l'échappai belle !
Je tournai par hasard les yeux de son côté.
Mon corps fut inondé d'une sueur mortelle;
Mais j'éprouvais bientôt qu'une extrême frayeur
Nous sert à prévenir quelquefois le malheur.
Je puisai dans ma crainte une force nouvelle,

Et rappelant un reste de vigueur :
  Arrête, m'écriai-je, arrête, ô Mort cruelle !
  Je suis de ton empire un apprenti soutien,
  A me prendre sitôt il y va trop du tien ;
Je suis un médecin. — Toi, médecin ! dit-elle.
— Oui, dis-je, et de Paris... — Le pays n'y fait rien,
Tu t'appelles?... — Procop... — Il ne me souvient
    D'avoir ouï ce nom là-bas.   [guères
Et pourquoi, s'il est vrai, ne te connais-je pas,
    Comme je sais tous tes confrères?
    A l'envi chaque jour ils peuplent mes États ;
Mais de toi rien ne vient. — Le moyen, répliquai-je,
Je suis si jeune ; à peine ai-je atteint vingt-cinq ans,
    Je n'ai pas encore eu le temps
    De jouir de mon privilége.
Jusqu'à présent par moi peu se sont fait soigner,
Et, les premiers, j'ai cru les devoir épargner,
    Pour attirer la confiance.
    Mais aujourd'hui la pratique commence ;
    Vous entendrez, dans peu, parler de moi.
Laissez-moi donc le jour, il doit vous être utile ;
    Pour ma rançon, je vous en offre mille.
— Mille ! soit, dit la Mort, guéris, mais souviens-toi
    A quel prix je te laisse vivre.
Pour me tenir parole il est divers moyens :
    Pour le plus sûr, tu n'as qu'à suivre
    Les leçons de tes anciens.
Saigne, purge beaucoup ; c'est la plus courte voie ;
    Adieu ! Le ciel te tienne en joie.
Grâce à ma qualité, je me porte fort bien ;
Mais comme j'ai promis, la Mort n'y perdra rien.
    Vous, pour qui j'eus une amitié sincère,
    Cher ami, profitez d'un conseil salutaire :
    Pour échapper à la commune loi,
    S'il se peut, passez-vous toujours du ministère
    De mes pareils,..... surtout de moi !

.•.

MAXIMES APHORISTIQUES
SUR LA DIGESTION (1).

—

— Qui abstinens est, adjiciet vitam. « La sobriété prolongera la vie. » — Modicus cibi, medicus sibi. « Celui qui est frugal est son propre médecin. »   ECCLÉSIASTE

— Plures occidit gula quam gladius. « La gourmandise fait plus de victimes que l'épée. »

SALOMON.

— Romains, vous vous plaignez de la multitude de vos maux : chassez vos cuisiniers !

SÉNÈQUE.

« Mes amis, disait le médecin Hequet aux chefs d'office de ses malades opulents, je vous dois de la reconnaissance pour tous les bons services que vous nous rendez, à nous autres médecins. Sans votre art empoisonneur, la Faculté irait bientôt à l'hôpital. »

« Lorsque je vois, disait Addison, ces tables modernes couvertes de toutes les richesses des quatre parties du monde, je m'imagine voir la goutte, l'hydropisie, la fièvre, la léthargie et la plupart des autres maladies, cachées en embuscade sous chaque plat. »

(1) Extraites de *Structure et fonctions du corps humain,* par le Dr Witkowski.

— Ce qu'on laisse d'un dîner profite souvent plus que ce qu'on en a pris. — Le repas qu'on fait ne doit jamais nuire à celui qu'on doit faire. — Ede ut vivas, ne vivas ut edas. « Mange pour vivre; ne vis pas pour manger. »

— Dans le monde, il existe deux classes d'hommes en opposition habituelle par leur profession : *les Cuisiniers*, qui travaillent à la production des maladies, et *les Médecins*, qui font tous leurs efforts pou en effectuer la guérison.

TISSOT.

— Cuisine raffinée mène à la pharmacie.

FRANKLIN.

— Sentence imitée de l'école de Salerne :

Voici trois médecins qui ne se trompent pas :
Gaîté, doux exercice et modeste repas.

— Les deux plus grands médecins sont la diète et l'eau.

DUMOULIN.

— La tempérance a pour racine le contentement de peu, et pour fruits la santé et le calme.

Proverbe arabe.

— Diogène disait qu'il en est d'un corps que l'on gorge d'une quantité surabondante d'aliments comme d'un grenier dans lequel on accumule des victuailles. Les maladies pullulent dans l'un et les rats dans l'autre.

NOIROT. *L'art de vivre longtemps.*

— L'appétit est le meilleur des cuisiniers. —
Il n'est sauce que d'appétit. — Bon appétit ne
trouve jamais le pain dur.

— Il faut sortir de table avec un reste d'appétit.   GALIEN.

— L'appétit fait le bon repas et non le mets
friand, dit le proverbe. C'est l'histoire du petit
Savoyard, faisant l'éloge de son cabaret, en disant avec admiration qu'on y mangeait cinq
sortes de viandes, à savoir : du cochon, du porc,
du lard, du jambon et du salé.

Mémoires d'un estomac

— Fat paunches have lean pates. « A gros
ventre, maigre intelligence. » SHAKESPEARE.

— Le gros ventre fait le gros entendement.
Il y a pourtant des exceptions, parmi lesquelles
il faut compter Diderot. Malgré la fougue de
son imagination et les travaux de la médita-
tion, son embonpoint était passable. On sait
que Marivaux en ayant fait la remarque à une
dame, celle-ci lui répondit : « En effet, ces philosophes ne ressemblent pas mal aux bécassines
qui s'engraissent dans les brouillards. »

Mémoires d'un estomac.

— Jamais homme aymant sa gorge et son
ventre ne fist belle œuvre.   CHARRON.

— Les Grecs ont nommé la sobriété Sophro-syne, comme si elle assaisonnait l'intelligence.

ARISTOTE.

— La qualité des aliments contribue à la dé-licatesse de l'esprit.   CICÉRON.

— La sobriété est la santé de l'esprit.

SOCRATE.

— La tempérance est la médecine la plus seure et qui faict vivre le plus longuement.

CHARRON.

— L'art de bien vivre est l'art de s'abstenir.

ALIBERT.

— Un médecin ayant demandé au père Bour-daloue quel régime il observait, cet austère reli-gieux répondit : « Je ne fais qu'un repas par jour. — Gardez-vous, dit le médecin, de rendre votre secret public ; vous nous ôteriez toutes nos pratiques. »

— Dis-moi ce que tu manges, je te dirai ce que tu es.   BRILLAT-SAVARIN.

— La bonne humeur est la meilleure méde-cine à recommander en dînant.   LUSSANA.

— On ne doit causer à table qu'avec son esprit de tous les jours.   MONTESQUIEU.

— Les morceaux caquetés se digèrent mieux.

PIRON.

La digestion est meilleure,
Lorsque l'on conteste un quart d'heure
Un moment après le repas.

SCARRON.

.*.

A PROPOS DU CHOLÉRA DES POULES

LETTRE DE M. J. PRUDHOMME A SON NEVEU,

INTERNE DES HÔPITAUX.

—

AIR : *Du Roi d'Yvetot.*

Qu'apprends-je, mon cher Barnabé,
Par ma feuill' quotidienne?
Que l'choléra s'est déclaré
Dans la race poulienne?
Comment se fait-il qu'un pasteur
De cett' découverte ait l'honneur,
          L' bonheur?
L'Académie a r'connu ça :
Les poules ont le choléra,
          Oui-dà!

J' métonn' que ce grand inventeur,
Vrai jardinier, cultive

Le germe, dégoûtant auteur
Du mal qui nous arrive?
Il nomm' ça cultur' du bouillon!
Fi! Ça doit sentir le graillon
    L' poêlon!
Ma cuisinièr' frémit déjà;
Les poules ont le choléra,
    Oui-dà!

L'om'lett' jusqu'ici j'l'adorais
Au lard, aux confitures;
Je n'veux plus voir ni de loin ni **d' près**
Cett' poule en miniature.
Désormais avec l'œuf brouillé
J'entends qu'il soit de mon foyer
    Rayé;
Sur sa coquille on lit déjà :
Les poules ont le choléra,
    Oui-dà!

A ta tant' je donnais **le nom**
De : Ma poule adorée!
Je répudierai le surnom
Dont j' l'avais décorée.
Mes jours heureux sont donc passés
Puisque j'ai des gallinacés
    Assez.
Mon coq inquiet s'agit' déjà;
Ses poules ont le choléra,
    Oui-dà!

Quand, fruit de l'humide saison,
J'avais pris un fort rhume,
Un lait de poule, saine boisson,
M'endormait sur la plume.
Au diable le bouillon d' poulets!
Je lui prohib' de mon palais
    L'accès.
Malheur à qui s'enrhumera!

Les poules ont le choléra,
    Oui-dà!

Un jour si ce fléau malsain
S'abattait à tir' d'aile
Sur le bataillon féminin
Que cocott's on appelle,
Quel bonheur ce s'rait pour les mœurs!
Et dans le mond' quelles clameurs
    En chœur :
Ah! Ah! Ah! Ah! Savez-vous ça?
Les cocott's ont le choléra,
    Oui-dà!

Mon n'veu, pour terminer c' propos,
Ton tendre oncle t'embrasse.
Reste toujours froid et dispos
Comme le just' d'Horace;
Contre la poule au bec goulu
Tiens bon, redoutant tant et plus
    Sa glu.
Qu'on se le dis' dans l'Internat :
Les poules ont le choléra,
    Oui-dà!

Dʳ E. TILLOT.

*
* *

LES BOTTES DU BOYARD.

—

Peu de temps après la guerre de Crimée, un boyard russe des plus russifiants vient trouver le Dʳ Mallez pour se faire élargir certain canal intime qui, comme la flanelle, s'était fort rétréci à l'usage.

L'habile spécialiste insinue une bougie dans le susdit conduit et la laisse en place quelques instants pendant lesquels il passe dans son salon pour répondre à une demande urgente. A son retour, plus de bougie, elle a disparu.

Il ne l'a cependant pas mangée, le cosaque, pense en lui-même notre confrère; si c'eût été une chandelle!... Mais où diable peut être passée cette bougie? Il explore la vessie; rien. Il cherche partout dans les vêtements; toujours rien. Quant au Russe, il était incapable de donner aucun renseignement.

Le mystère menaçait de devenir plus insondable que le canal le plus stricturé, lorsque le mot de l'énigme fut donné le soir même par le boyard. En défaisant sa botte gauche, il y retrouva la sonde!

Moralité. — Ne sondez pas à propos de bottes, mais surveillez celles de celui que vous sondez.

*
* *

IMPROVISATION

—

Roger de Beauvoir, pour se conformer au goût de son époque, avait dans son cabinet un magnifique squelette, monté sur un piédestal.

« Un jour, dit Alexandre Dumas, nous déjeunions chez lui; Hugo vint, examina avec grande curiosité le squelette.

« Écrivez-moi donc, mon cher Hugo, des vers sur mon squelette. »

Hugo prit une plume et sur l'os de l'omoplate, écrivit ces vers :

Squelette, réponds-moi : Qu'as-tu fait de ton âme?
    Flambeau, qu'as-tu fait de ta flamme?
    Cage déserte qu'as-tu fait
    De ton bel oiseau qui chantait?
    Volcan, qu'as-tu fait de ta lave?
    Qu'as-tu fait de ton maître, esclave?

L. LOIRE.

⁂

LE SAUCISSON HOMŒOPATHIQUE

Henri HEINE, le célèbre moqueur, dit le *Scalpel*, voyageant avec sa femme dans le midi de la France, fit la rencontre du violoniste Ernst. Celui-ci le chargea d'un superbe saucisson de Lyon, avec prière de le remettre à un médecin homœopathe de ses amis, aussitôt après son arrivée à Paris. Heine accepta et partit. La route était longue, car le chemin de fer n'existait pas. Mme Heine eut faim et entama du saucisson la largeur de sa langue; elle le trouva parfait. Henri Heine y goûta aussi et le trouva exquis. Bref, ce malheureux saucisson fit les délices de la route et diminua tellement qu'à son arrivée à Paris, Heine n'osa plus expédier au destinataire le tronçon qui lui restait; mais bientôt il se ravise, en coupe avec un rasoir une tranche mince comme du papier, et la met sous enveloppe avec la lettre suivante :

« Monsieur le Docteur,

« D'après vos investigations, il est acquis à la science que des millionièmes de parties produisent les plus grands effets. Acceptez donc ci-joint le millionième d'un saucisson de Lyon que notre ami Ernst m'a chargé de vous remettre. Si l'homœopathie est une vérité, cette petite partie produira sur vous le même effet que le saucisson tout entier.

» Henri HEINE. »

.•.

LA POÉSIE-RÉCLAME
APPLIQUÉE A LA MÉDECINE.

—

L'HUILE DE FOIE DE MORUE

La pauvre enfant toussait à vous déchirer l'âme.
Elle avait dix-sept ans... Elle allait être femme,
Quand la phtisie, hélas ! tout à coup s'abattit
Sur ce corps frêle et doux... Sa force et l'appétit
S'en allaient à la fois... Effroyable marasme !
Sa poitrine sifflait... On aurait dit un asthme.
C'était pis... car le sang aux lèvres lui montait.
L'espoir, en elle encor, pourtant se débattait.
Et, regardant tomber la feuille jaunissante :
— Eh quoi ! gémissait-elle, à mon âge, impuissante
A ranimer la vie... Oh ! c'est affreux, mourir !

La science n'a donc jamais pu découvrir
Un remède à ce mal qui vous mine et vous ronge!

. . . .
Elle pleurait! Soudain, ainsi que dans un songe,
Elle vit sur le mur un afficheur collant
Une affiche... Elle lut... L'affiche en excellent
Style parlait... En haut ces mots : *Huile de foie
De morue au bismuth... Infaillible...* La joie
Ranima tout à coup ce cœur désespéré...
— Courez, courez! dit-elle... Oh! j'en essayerai.

. . . .
Bien elle fit, l'enfant, car la toux fut calmée...
Adieu, phtisie! Adieu, langueur!... Riante, aimée,
Celle que l'on avait fiancée au tombeau
S'avance vers l'autel... Quel couple jeune et beau!
Grâce à l'*huile au bismuth*, la santé ramenée,
Au noir *De Profundis* substitue *Hyménée!*

*
* *

LA GENCIVE ET LA CROUTE DE PAIN

(FABLE)

La Gencive saignait, de toutes ses dents veuve.
« Dieu! que c'est lâche à toi, disait-elle au Croûton
D'ainsi me torturer... Cette cruelle épreuve,
L'ai-je donc méritée? — Oui, répondit d'un ton
Sévère celui qu'on accusait... Oui, sans doute,
Si tu saignes, tant pis! Ce n'est pas moi, la Croûte,
Que tu dois accuser... C'est que cela te plaît.
Comment! tu peux avoir un râtelier complet,
Garanti sur facture... à monture osanore,
Chez X... le fameux X... Et tu souffres encore!
Tant pis pour toi!... » La Croûte en resta sur ces mots.

MORALE

Nous sommes trop souvent les auteurs de nos maux.

Le Charivari.

14

* *

A ENCADRER!

—

La *Gazette des Hôpitaux* de 1830 raconte le fait suivant : « Madanie Asselin, veuve d'un médecin mort du choléra, réclamait près du juge de paix du VIe arrondissement des honoraires dus par un malade que son mari avait sauvé de cette affreuse maladie : « Je m'étonne, dit le juge, de cette réclamation; les médecins n'ont-ils pas été assez récompensés par les éloges des journaux ! »

* *

LES PLAISIRS DE L'INTERNAT

—

Air : *Du Grenier.*

Jeunes héros d'une ardeur si touchante,
Vers les concours aveuglément conduits,
Ecoutez-moi, c'est pour vous que je chante
De l'Internat les tourments, les ennuis.
Et si ma voix vous semble trop sévère,
Prenez ma tête et restons bons amis.
Je voudrais bien m'écrier pour vous plaire :
Qu'on est heureux d'être interne à Paris (*bis*)!

Pour pénétrer dans la troupe sacrée,
Que de travaux ! que de nuits sans sommeil !
Sappey, Valleix prennent votre soirée

Et Nélaton vous assiège au réveil.
Les hôpitaux vous offrent en échange
Et triste table et plus triste logis;
Après dîner l'estomac vous démange,
Qu'on est heureux d'être interne à Paris (bis)!

Dès le matin, quand ta belle maîtresse,
Pauvre amoureux, voudrait te retenir,
L'heure a sonné, qu'importe la jeunesse!
L'amour a tort, il est temps de partir.
Quitte la couche où sourit ton Armide,
A l'hôpital va visiter tes lits;
Un autre amant prendra ta place vide.
Qu'on est heureux d'être interne à Paris (bis)!

Du Créateur quand la juste colère
De leur péché punissant nos parents,
Mit dans le sein de notre pauvre mère
Le germe affreux de trop nombreux enfants,
Prévoyait-il que tous les jours de garde
Vous maudiriez les amants, les maris?
Chaste Lucine, épargne au moins ma garde.
Qu'on est heureux d'être interne à Paris (bis)!

Le directeur d'une main paternelle
Vient chaque mois compenser vos labeurs,
Sa caisse s'ouvre et sa voix vous appelle.
De l'Internat savourez les primeurs,
Vingt sous par jour, le salaire d'un chantre.
Comment avoir des femmes pour ce prix,
Pauvres Catons, ah! brossez-vous le ventre.
Qu'on est heureux d'être interne à Paris (bis)!

Pendant quatre ans cette heureuse existence
De l'hôpital vous fera les vassaux.
Un si beau sort est bien digne, je pense,
De vous créer de dangereux rivaux.
Lancez-vous donc sur ce champ de victoire,
Preux combattants, éreintez vos amis,
Oui, plus d'amis, mais vous aurez la gloire.
Qu'on est heureux d'être interne à Paris (bis)!

Dans ces couplets où ma muse badine
De l'Internat a montré les revers,
Du provisoire on voit la triste mine,
Pauvre renard, les raisins sont trop verts.
Je veux, ce soir, puiser la confiance
Dans ces bons vins, dans vos joyeux esprits.
Encore un verre et vive l'espérance !
On est heureux d'être interne à Paris (*bis*).

E. Tillot.

Hôpital Saint-Antoine, janvier 1854.

DE L'ARGENT FACILEMENT GAGNÉ

—

Un comédien de province, tellement avare qu'il jouait Harpagon au naturel, arrive à Paris l'autre jour, se trouve pris d'un violent mal de dents et monte chez un dentiste du boulevard.

En un clin d'œil la dent malade est arrachée.

— Combien vous dois-je ? demande le patient soulagé.

— Vingt francs.

Grimace du comédien, qui paye mécontent et va retrouver ses camarades au café de Suède.

— Eh bien, comment trouves-tu Paris ? lui demande Hamburger.

— Très-beau... et comme l'argent se gagne facilement ici !

— ? ? ?

— Tenez : je viens de me faire arracher une

dent. L'opération n'a pas duré une minute et ça m'a coûté vingt francs.

— Eh bien?

— Eh bien, à Aubenas, où je me suis fait également enlevé une molaire, le dentiste ne m'a pris que deux francs et m'a traîné pendant trois quarts d'heure autour de la table.

Le Gil-Blas.

.·.

SONNETS MÉDICAUX
PAR LE Dr GEORGES C.

—

MÉDECINE LÉGALE

(Casse-poitrines appellantur.)
Prof. TARDIEU.

Courbé sous le fardeau de son désir difforme,
Sinistre, l'œil au guet, plus craintif que le faon,
Le soir il va le long des berges. — C'est Alphand
Qui sur les bords déserts a fait verdoyer l'orme. —

Là vient encor cet être hybride dont la forme
A des rondeurs de femme et des maigreurs d'enfant,
Dont la casquette et le pantalon éléphant
Trahissent un organe infundibuliforme.

Une honteuse ardeur qu'aiguise le danger
Les poussant l'un vers l'autre, ils s'en vont échanger
D'effroyables baisers dans l'ombre des latrines.

Enfin l'homme, assouvi, sort d'un pas inégal,
Rasant les murs, chargé d'âcres odeurs d'urines,
Qu'il préfère aux parfums du foyer conjugal

14.

DICHOTOMIE

Dix-huit cents médecins sous le ciel de Paris
Parmi les maux humains plongent leurs tentacules.
Les uns, cœurs généreux ou martyrs ridicules
Du dévouement sans borne et du labeur sans prix;

Les autres, professant un élégant mépris
Pour le client naïf, qu'ils gorgent de granules;
En haut, quelques savants, princes, principicules;
En bas, quelques rêveurs, des sots, des incompris.

Mais les plus étonnants dans la docte cohorte
Sont ces courtiers qui vont quêtant de porte en porte
Le cas chirurgical et rémunérateur;

Puis, quand ils ont semblé partager sa besogne,
Confraternellement partagent, sans vergogne,
L'or sanglant mis aux pieds du Grand Opérateur.

LE RHUME DE CERVEAU

Où donc t'ai-je pincée, absurde phlegmasie,
Stupide coryza, catarrhe insidieux?
Mon pouls est enfiévré, ma pensée obscurcie.
Coulez, ma pituitaire, et vous, pleurez, mes yeux!

L'éternûment secoue en vain mon inertie.
Pidoux avec Trousseau, docteurs judicieux,
N'opposant qu'un mouchoir au mal capricieux,
Croient qu'il faut le traiter par la diplomatie.

Eh bien, je resterai farouche en mon fauteuil,
Les pieds sur les chenets et condamnant mon seuil.
A quoi bon laisser voir une face piteuse?

Et j'aurai des mouchoirs en tas, sous mon habit;
J'en veux mouiller autant qu'un évêque en bénit,
Car je n'ai plus d'espoir qu'en vous, ma blanchisseuse!

.·.

UN ÉLÈVE DE BARTHEZ

—

Pendant un voyage que Barthez faisait dans le midi de la France, l'idée lui vint de visiter Bordeaux. Arrivé dans cette ville, il alla loger à l'*hôtel d'Angleterre*, qui était le rendez-vous de tous les étrangers de distinction.

Le lendemain de grand matin, son sommeil fut troublé par un bruit confus qui se faisait dans l'escalier. C'était comme celui d'une foule de gens qui vont et viennent, montent et descendent, et sans être jamais interrompu. Le docteur se lève à la hâte, ouvre doucement sa porte pour connaître la cause de tout ce mouvement, et savoir si ce ne seraient pas des malades qui voulussent avoir affaire à lui.

C'en étaient, en effet; mais, hélas! ils passèrent devant lui comme pour le narguer, et se rendirent en diligence dans l'appartement à côté, où l'on voyait, au-dessus de la porte, écrit en gros caractères :

CONSULTATIONS GRATUITES

ON NE PAYE QUE LES MÉDICAMENTS.

Le docteur rentra chez lui tout confus. Pendant toute la journée et les jours suivants, la cohue ne cessa pas... — Heureux confrère! disait-il en lui-même, il attire tout, il prend tout, et ne laisse pas la plus petite consultation à un docteur qui, sans doute, ne le lui cède point en mérite (Barthez avait bien le droit de se rendre cette justice)... Mais quel est cet homme qui a une si grande vogue, qui est si couru?... — Il avait beau s'en informer auprès des domestiques de l'hôtel : le docteur n'y était connu que de nom, il s'appelait le Dr *Laurent;* et tous lui répétaient : *c'est le Dr Laurent.*

Un jour, Barthez se trouvant sur le palier de l'escalier, le confrère inconnu sortit de son appartement, affublé d'une riche robe de chambre et la tête couverte d'un bonnet de velours noir à franges d'or. Il salua humblement Barthez qui, tout à coup, s'écria, saisi d'étonnement : « Quoi! c'est toi, Laurent? (C'était, en effet, Laurent, son ancien domestique.) — Oui, mon maître, c'est moi. — Mais, comment?... depuis quand?... Eh! qui donc t'a fait docteur?... — Vous, maître, et je vous dois ma fortune. Vous vous rappelez, sans doute, que, quand j'étais à votre service, je vous accompagnais partout dans vos excursions médicales, et que vous me chargiez de porter vos consultations à vos nombreux clients; eh bien, j'écoutais tout ce que vous disiez, je lisais tout ce que vous écriviez, et de tout cela, et avec le secours de quelques bonnes formules que je vous avais dérobées, je me suis fait une science à moi, qui, comme vous voyez, m'est d'un assez bon produit. — Tu m'étonnes, Laurent; mais ton succès m'étonne encore davantage ; et j'en suis d'autant plus surpris, que moi, qui suis ici depuis quinze jours, et dont la présence à Bordeaux doit être connue, je n'ai pas vu un malade... ; tandis que toi..., ajouta-t-il en souriant. Mais quelle est donc cette ville ? — Elle ne diffère pas des autres, maître ! et les sots y abondent comme partout ailleurs. Votre étonnement, permettez-moi de vous le dire, n'est pas d'un homme d'esprit comme vous... Répondez-moi ! combien supposez-vous qu'il y a de gens de bon sens dans une population de cent vingt mille âmes? cinq cents ?... mille ?... quinze cents ?... je vous en accorde deux mille. Eh bien, ces deux mille sont votre propriété; je vous les cède. Mais les cent dix-huit mille restants, qui sont les sots, m'appartiennent, et vous n'avez rien à y voir. Aussi ne devez-vous pas être surpris de ma nombreuse clientèle.

Le Dr Barthez rougit, dit adieu à son heureux confrère, et se hâta de partir en se promettant bien de n'avoir plus une si grande confiance en son profond savoir.

(L'Art médical.)

LE MÉDECIN SÉVÈRE

Pour un mal très-léger, le médecin Garus
Ordonnait à Mélisse une diète austère :
De l'eau, quelques bouillons, c'est assez, rien de plus :

« Jeûnez pour vous guérir, c'est le point nécessaire.
Gardez-vous des plaisirs ; je vous les défends tous.
Ne vous y livrez pas, même avec votre époux. »
Il dit, se lève, tousse, et, courbé sur sa canne,
Il sort très-bien payé par celle qu'il condamne
    A se priver des trésors les plus doux,
A vivre comme vit sur sa tige une plante
Qu'on arrose avec soin et qu'un peu d'eau sustente.
Son élève lui dit, quand il fut retiré :
« Ce jeûne me surprend : une extrême abstinence,
    Une excessive continence
Échauffe beaucoup plus le sang mal préparé,
Que ne fait des plaisirs l'usage modéré.
Et ces enfants tondus de l'épaisse ignorance,
Dans leurs cloîtres cachés, les moines, les nonnains,
Ont des maux quelquefois inconnus des humains.
— Je le sais, dit Garus ; mais mon expérience
M'apprend qu'on ne suit pas toujours notre ordonnance,
Si je défendais peu, l'on se permettrait tout.
    Croyez que, malgré ma défense,
Je n'empêcherai pas qu'on en use, et beaucoup. »

Gudin.

ÉCHO D'EXAMEN

Le Professeur P... — Lorsque vous allez rendre visite à une femme que vous avez accouchée la veille, quelle est la première question que vous devez lui poser ?

Le Candidat. — Je lui demande comment elle a passé la nuit, si elle a eu de la fièvre, une hémorrhagie, comment l'enfant s'est comporté...

Le Professeur. — Non, monsieur, ce n'est pas cela.

Le Chœur des auditeurs, *par derrière*. — Psit, psit, psit...

Le Candidat, *subitement inspiré*. — J'y suis, il faut lui demander si elle a uriné.

Le Professeur. — Pour une vessie vulgaire, contentez-vous de demander si elle a pissé... Et, si la réponse est négative, monsieur, que ferez-vous ?

Le Candidat. — Je pratiquerai le cathété-risme, ou bien je donnerai des diurétiques.

Le Professeur. — Il y a des femmes qui n'aiment pas à être sondées, et les diurétiques sont trop longs à agir.

Le Candidat. — Il ne me restera plus qu'à attendre.

Le Professeur. — Vous n'avez donc jamais vu, au Luxembourg, les nourrices écarter les jambes de leur poupon et les provoquer à vider leur vessie en faisant psit, psit... N'avez-vous pas entendu dire que certaines femmes ne peu-vent pas entendre couler l'eau d'un robinet sans avoir un peu d'incontinence d'urine. Eh bien ! versez de l'eau dans un bassin métallique auprès du lit de la femme en couche, et vous obtiendrez le résultat désiré. J'ai usé du procédé, hier en-core, il n'a pas produit d'effet sur la malade; mais, ne vous hâtez pas de triompher, car sa mère et sa garde ont été obligées de changer de linge.

* *

SONNETS MÉDICAUX

Par le Dr Georges C.

—

BANDAGES ET APPAREILS

Dans la vitrine, où l'œil jette un regard oblique,
Apollon et Vénus livrent leurs nudités
A des enlacements d'appareils brevetés.
Ils servent, dieux captifs, d'enseigne à la boutique.

Un bandage inguinal à pelote élastique
Etreint Cypris la blonde et masque ses beautés.
L'acier flexible et fort, en détours éhontés,
Suit amoureusement la courbe hypogastrique.

Sur la gorge et les flancs divins, je vois encor,
Bannissant la chlamyde et la ceinture d'or,
Des ressorts médaillés à Paris, Vienne et Londre.

O crime ! — Et cependant Eros, confus et las,
Levant un lourd faisceau de sondes en ses bras,
Semble implorer le ciel pour l'homme qui s'effondre.

MALADIES SECRÈTES

Marquis de Rambuteau, j'aime ces labyrinthes
Dont ta main paternelle a semé nos trottoirs.
Leur front lumineux porte au sein des brouillards noirs
Le nom des Bodegas et des Eucalypsinthes.

Leurs murs sont diaprés du faîte jusqu'aux plinthes
D'avis offerts gratis à d'amers désespoirs ;
Et c'est pourquoi j'entends, le long des réservoirs,
Dans le gazouillement des eaux, monter des plaintes.

O l'anxieux regard du malade éperdu
Quand il franchit ton seuil, temple du copahu !
Moi, j'en sors souriant, car j'eus des mœurs austères.

Mes organes sont purs comme ceux des agneaux.
L'âge les rend peut-être un peu moins génitaux ;
Mais ils sont demeurés largement urinaires.

.*.

UN MÉDECIN DANS L'EMBARRAS

—

Une belle petite du quartier Bréda cause avec
son médecin.

— Où pourriez-vous bien me vacciner, docteur, de façon que ça ne se voie pas ?

— ... Bien difficile à trouver.

.*.

DÉVOUEMENT PROFESSIONNEL

—

Pour raffermir l'imagination effrayée de
l'armée, Desgenettes s'inocula la peste au milieu de l'hôpital de Saint-Jean-d'Acre. Il trempa
une lancette dans le pus d'un bubon, s'en fit
deux piqûres dans l'aine et à l'aisselle, et par
cet autre dévouement héroïque rendit le cou-

rage à l'armée. Barthélemy et Méry, dans leur poëme de *Napoléon en Égypte*, n'ont pas oublié ce trait :

Un homme cependant, dans cette horrible enceinte,
De la terreur publique ose braver l'atteinte...
Desgenettes est son nom. Sur un marbre pieux
La Grèce l'eût inscrit à côté de ses dieux.
Courbé près d'un mourant que la fièvre désole,
Il reproche à la foule une terreur frivole,
Ranime le soldat qui tremble pour ses jours;
Puis, d'une horrible, preuve appuyant ses discours,
Au fond d'une tumeur, par le mal calcinée,
Il puise sur l'acier la goutte empoisonnée,
Et dans sa propre veine, ouverte de sa main,
Infiltre sans pâlir le liquide venin...

*
* *

LE DESCENDANT DU MARÉCHAL

—

Auzias-Turenne, le grand prêtre de la syphilisation préventive, assistait un jour à la visite de Velpeau, salle Sainte-Vierge, à l'hôpital de la Charité.

Le célèbre chirurgien, s'adressant à ses élèves : Voici, messieurs, M. Auzias-Turenne, qui sans doute descend d'un maréchal de France.

—Permettez, cher maître, je n'ai pas cet honneur, c'est vous qui descendez d'un maréchal.

(On sait que Velpeau était le fils d'un maréchal-ferrant.)

* *
*

UN GALEUX COURONNÉ

Napoléon Ier, malgré qu'il eût vaincu l'Europe, fut trois fois (1) envahi par les acares microscopiques dont ses médecins eurent beaucoup de peine à le débarrasser ; et comme il distribuait, alors, autre chose que des faveurs, une de ses victimes trouva moyen de s'en venger en faisant parvenir aux Tuileries le quatrain suivant :

> L'empereur m'a donné la main,
> — Marque d'estime sans égale ; —
> « Vous aurez, m'a-t-il dit, quelque chose demain, »
> — Le lendemain j'avais la gale !...

(*La vie normale et la santé*. Dr RENGADE.)

* *
*

L'ŒIL DE VERRE

Monsieur Roudon avait un œil de verre,
Et chaque nuit, pour le bien ménager,
Dans un godet, en belle eau de rivière,
Jusqu'au matin il le laissait nager.
Or, il advint, si l'on en croit l'histoire,
Qu'un soir, mon borgne ayant le gosier sec,
Sans y penser, étourdiment va boire

(1) Il contracta, dit-on, la première fois cette affection en saisissant le refouloir d'un canonnier tué devant lui au siége de Toulon.

L'eau du goaet, et voire l'œil avec.
Par quel chemin et de quelle manière
L'œil, en glissant de travers ou tout droit,
Se nicha-t-il juste en certain endroit
Comme un bouton en une boutonnière?
Je n'en sais rien, mais cela se conçoit,
On conçoit bien aussi que la colique
Suivit de près cet accident comique,
Et que Roudon, souffrant comme un damné,
Jetait des cris, appelait à son aide.
« Je meurs, Dubois, cours chez monsieur René,
Cours, et dis-lui qu'il m'apporte un remède. »
Seringue en main, lunettes sur le nez,
Voyez d'ici le bon pharmacopole
Agenouillé, sans se douter de rien,
Puis, découvrant ce que vous savez bien,
S'arrêter net et perdre la parole...
« Monsieur, lui dit le malade aux abois,
Q'avez-vous donc à tant rester en garde?
— Monsieur, depuis cinquante ans que j'en vois,
C'est le premier, d'honneur, qui me regarde. »

(Pons de Verdun.)

***

LA JAMBE CASSÉE

—

Le docteur Hill, piqué contre la Société royale
de Londres qui avait refusé de l'admettre dans
son sein, imagina, pour s'en venger, une plaisanterie d'un genre neuf : ce fut d'adresser au
secrétaire de cette académie, sous le nom supposé d'un médecin de province, le récit d'une
cure récente dont il s'annonçait pour être l'auteur. « Un matelot, écrivait-il, s'était cassé la

jambe; m'étant trouvé par hasard sur le lieu, j'ai rapproché les deux parties de la jambe cassée, et, après les avoir fortement assujetties avec une ficelle, j'ai arrosé le tout d'eau de goudron. Le matelot, en très-peu de temps, continue le malin docteur, a senti l'efficacité du remède, et n'a point tardé à se servir de sa jambe comme auparavant. » Or, cette cure se trouvait publiée dans le temps que le fameux Berkley, évêque de Cloyne, venait de faire paraître son livre sur les *vertus de l'eau de goudron*, ouvrage qui faisait beaucoup de bruit et qui excitait la division parmi les médecins. La relation du docteur fut lue et écoutée très-sérieusement dans l'assemblée publique de la Société royale, et l'on y discuta de la meilleure foi du monde sur la cure merveilleuse. Les uns n'y virent qu'un témoignage éclatant en faveur de l'eau de goudron; les autres soutinrent, ou que la jambe n'était pas réellement cassée, ou que la guérison n'avait pu être si rapide. On allait imprimer pour et contre, lorsque la Société royale reçut une seconde lettre du médecin de province qui écrivait au secrétaire : « Dans ma dernière, j'ai omis de vous dire que la jambe cassée du matelot était une jambe de bois. » La plaisanterie ne tarda pas à se répandre et divertit beaucoup les oisifs de Londres aux dépens de la Société royale.

.*.

A L'AMPHITHÉATRE

—

Sur la pierre froide elle est toute nue;
Ses grands yeux jaunis sont restés ouverts,
Sa chair est livide, avec des tons verts,
Car le corps est vieux et la morte pue.

Bouchez-vous le nez; admirez pourtant :
Elle est encore belle en sa pourriture,
Dans une impudique et folle posture,
Attendant le ver, son dernier amant.

Elle va goûter de tristes caresses,
Et pour consommer ce lugubre amour,
Elle a conservé le délire lourd,
Le charme malsain des vieilles ivresses.

Mes dégoûts subits pour ses baisers froids,
J'en sais maintenant l'affreuse origine;
N'était-elle pas cadavre et vermine
Dans nos douloureux amours d'autrefois?

Fouille, carabin, nerfs, ventre, cervelle,
Dénude les os, découpe les chairs.
Pour connaître à fond celle qui fut belle,
Ne craignons ni sang corrompu ni vers.

Quand nous n'aurons plus qu'un amas informe,
Que d'épars tronçons d'un cadavre mou,
Comme un vieux chien mort, afin qu'elle y dorme,
Nous la jetterons au fond d'un grand trou!

Ch. BAUDELAIRE.

.˙.

RICORDIANA

—

Ricord est un jour interrogé à brûle-pourpoint par une ingénue de salon qui lui demande des renseignements sur une relique fameuse conservée à Saint-Jean de Latran et que les plaisanteries de Voltaire ont rendue deux fois célèbre.

Vous croyez peut-être qu'il fut embarrassé.

« Ah ! oui... répondit-il, c'est la couronne d'épines. »

(Recommandé aux étudiants des facultés catholiques.)

—

Il savait mieux que personne mettre à l'aise le client qui hésitait à lui confier son terrible secret, et Touchatout raconte de lui ce mot paternel :

« Allons, pendant que vous y êtes, dites-moi que ça vous est arrivé en faisant de la décalcomanie. »

—

Il prescrivait à un de ses clients les plus blennorrhagiques et les plus affectés des pilules calmantes au bromure de camphre.

« Ça, voyez-vous, c'est souverain ; ce sont de vraies pilules de contrebande. »

—

Dans notre profession et surtout dans ma

spécialité, disait-il un jour à un confrère, il faut toujours penser ce que l'on dit, mais il est moins utile de dire tout ce que l'on panse.

JEHAN PAX.

*
* *

SONNETS MÉDICAUX
PAR LE Dr GEORGES C.

—

STRABISME

A Mademoiselle C..., artiste dramatique.

J'ai toujours follement aimé la beauté louche.
Des axes visuels l'imperturbable écart
Met un pouvoir étrange en son vague regard :
Même en s'humanisant il reste encor farouche.

Comme pour démentir les aveux de la bouche,
L'œil boudeur se détourne et, nous poussant à bout,
Semble tout refuser quand l'autre accorde tout.
Inquiet, l'amant cherche un accent qui le touche.

Danaé, ton coup d'œil va troubler à la fois
Ceux du parterre et ceux du paradis. — Je crois
Que je vais formuler un vœu très-égoïste.

Je voudrais — cache au moins ce sourire moqueur —
Etre galant autant que je suis oculiste,
Pour fixer à moi seul ton regard et ton cœur.

BONBON LAXATIF

Je suis un aimable hypocrite,
Car je mens pour faire le bien.
Je n'ai qu'un but et qu'un moyen ·
Plaire d'abord, guérir ensuite.

Blanche comme une stalactite,
Ma robe en sucre dit combien
Je séduis le petit chrétien
Pris par la gourme ou l'entérite.

Craintive à l'ombre du danger,
La maman court me mélanger
A d'autres bonbons moins sévères.

Mais Dieu guide le cher enfant,
Il me choisit, m'avale et rend
Le calme à ses petits viscères.

*
* *

JAMAIS A COURT D'EXPLICATIONS

—

Le Docteur. — Eh bien, comment va notre
malade aujourd'hui?

La Bonne. — Ah! monsieur ne sait pas? Il
vient de mourir!

Le Docteur. — Tiens, tiens, tiens... c'est
qu'il n'a pas assez bu de ma potion.

La Bonne. — Mais, il l'a prise tout entière.

Le Docteur. — Alors, c'est qu'il en a trop
bu.

*
* *

QUATRAIN NATURALISTE

—

La Pompadour a mille appas ;
Ses traits sont vifs, ses grâces franches,
Et les fleurs naissent sous ses pas.
Mais, hélas! ce sont des... fleurs blanches.

AVANT ET APRÈS

—

Un viveur, dont le canal ou la prostate laissait à désirer, fut pris d'une violente rétention d'urine survenue après une noce un peu trop corsée. « Vite, qu'on fasse venir le médecin, » s'écrie notre homme... Le docteur Voillemier arrive ; inutile de dire qu'il est reçu comme le Messie aurait pu l'être. En une minute la sonde, convenablement graissée, a pénétré dans la vessie, et le patient contemple, avec délices, le flot doré du liquide qui s'échappe de son organe distendu. La dernière goutte n'était pas plus tôt sortie que notre malade, tout à fait soulagé, demande au docteur combien il lui doit... pour ce petit service :

— C'est quarante francs, répond Voillemier.

— Quarante francs..., c'est bien cher ; en vous en donnant la moitié, ce sera bien assez pour cinq minutes de travail.

— Va pour la moitié, dit le chirurgien, laissez-moi finir mon affaire ; et, sans désemparer, il injecte au moyen de la sonde et d'une seringue à anneau préparée en cas de besoin, la moitié du liquide qu'il venait d'extraire, puis il retire sa sonde et se dispose à plier bagage.

— Mais, que faites-vous, docteur, s'écrie le client stupéfait. Allez-vous me laisser ainsi ?

—- Certainement, puisque vous ne me donnez que la moitié de mon prix, il est juste que je ne vous vide votre vessie qu'à moitié.

Quoique avare, notre rétréci comprit la leçon, et avoua que si Voillemier avait fait prix d'avance avec lui, il lui eût offert de grand cœur le double ou le triple de la somme qu'il avait demandée.

.

L'OCULISTE ET LE BRÉSILIEN

—

AIR DE LA *Vie parisienne*, d'Offenbach.

1er COUPLET

Hier, à midi, l'oculiste
Vit arriver le Brésilien.
— Voulez-vous, savant oculiste,
Redresser l'œil au Brésilien?
— C'est mon métier, dit l'oculiste.
— J'm'en doutais, dit le Brésilien.
— Quand voulez-vous, dit l'oculiste?
— A l'instant, dit le Brésilien.
Et, combien, illustre oculiste?
— Deux mille écus, bon Brésilien.
— Deux mille écus, grand oculiste,
C'est pour rien, dit le Brésilien.
Et sous les doigts de l'oculiste
S'aligna l'œil du Brésilien.

2ᵉ COUPLET

Deux heures après, l'oculiste
Se rappela le Brésilien.
Cent sous manquaient à l'oculiste
Pour payer ses contributions (1).
Un fiacre mena l'oculiste
Au grand hôtel du Brésilien.
On interroge en vain la liste;
Il est parti, le Brésilien.
Il eût fallu suivre sa piste
Jusqu'au pays du Brésilien.
Ça diminua chez l'oculiste
La confiance au Brésilien.
Et depuis ce jour l'oculiste
Ne fait plus l'œil au Brésilien.

Dᵣ GEORGES C.

UN TOUR DE COQUIN

Certain pseudo-médecin, un de ces docteurs autorisés à pratiquer par un des gouvernements précédents, en somme assez mal famé et que nous nommerons X***, car il serait homme à se targuer même de cette triste publicité, reçut, il y a quelque temps, la visite d'une dame de province.

M. X*** l'examina avec attention, et finit par lui déclarer que le cas était grave.

« C'est une maladie fort compliquée, ajouta-t-il, je ne vous connais pas, j'ignore quel est

(1) L'auteur a pensé que la majesté de ce mot lui donnait toute la valeur d'une rime.

votre tempérament, et je n'ose prendre sur moi de vous indiquer le traitement à suivre. Il me faut une consultation ; il faut que je m'entende avec un de mes collègues, et alors, fort de son opinion, j'agirai énergiquement.

— Qu'à cela ne tienne, répondit la dame, une consultation n'a rien qui puisse m'effrayer, et je suis prête à m'y soumettre.

— Eh bien, madame, je crois qu'il vaut mieux nous adresser à un homme connu, à un médecin renommé, que de prendre le premier venu, et si vous n'avez pas de préférence, je vous proposerai M. Z***.

— Va pour M. Z*** !

— Seulement, vous le savez, M. Z*** est un des princes de la science ; il prend fort cher, et je voudrais vous éviter une dépense exagérée. Il doit venir me voir un de ces jours, et si vous voulez vous trouver chez moi à l'heure dite, la consultation aura lieu sans qu'il puisse vous prendre le prix d'une consultation ordinaire, puisqu'il ne sera pas venu exprès et que nous ne l'aurons pas dérangé exceptionnellement. »

La dame, enchantée, accepte, remercie son obligeant médecin et s'en va. Le jour indiqué, elle revient ponctuellement et trouve le pseudo-docteur X*** en conférence avec un personnage de grave apparence. Ces messieurs s'interrompent. On examine la malade ; l'illustre Z*** lâche quelques mots, puis, serrant la main de son collègue, il se retire. M. X*** commente les instructions du savant docteur, prescrit une ordonnance et congédie sa cliente.

A quelques jours de là, celle-ci retourne chez son médecin.

« Dites-moi, que dois-je à M. Z*** pour sa consultation?

— Mon Dieu, madame, si c'était une visite ordinaire, cela serait vingt louis; mais, dans les circonstances où la chose a eu lieu, il se contente de deux cents francs; vous me les remettrez et je me charge de les lui faire parvenir. »

La dame trouva que c'était un peu cher; elle en parla à des amis qu'elle avait à Paris. Ceux-ci trouvèrent le prix exorbitant et l'aventure assez louche. Ils engagèrent cette dame à aller trouver directement M. Z*** et à solliciter une réduction.

Elle se rendit en effet chez l'illustre praticien; mais il était en consultation. Elle se résigne à attendre et bientôt voit sortir un monsieur qui reconduit une dame. Le domestique lui dit : « Voilà M. Z***, » et, en effet, celui-ci s'approche d'elle fort poliment.

« Mais vous n'êtes pas M. Z***? fait la dame ébahie.

— Comment, je ne suis pas M. Z***!

— Mais non!

— Mais si! »

Le docteur fait entrer la dame dans son cabinet, et là tout s'explique. M. X*** avait trouvé drôle de mettre en action la scène des Sosie, de Molière, seulement il la jouait à son bénéfice et à huis-clos. De plus, il se taisait passer comme pouvant se rencontrer, lui docteur apocryphe, avec un de nos maîtres les plus estimables et les plus estimés. Et sans le noble dédain de M. Z***, qui renonce, dit-on, à toute poursuite, elle pouvait bien finir par être jouée devant la barre d'un tribunal, et devant un public plus nombreux qu'il ne l'avait supposé d'abord.

(D'après la Revue anecdotique.)

L'ÉPILEPTIQUE GUÉRI

Un homme à la merci de l'inconstant Neptune
Avait mis sa personne et risqué sa fortune.
La nef qui le portait s'ouvrit sur un écueil.
De Cybèle à la nage ayant gagné le seuil,
L'émoi de son danger et son état critique
Engendrèrent chez lui le mal épileptique.
Huit ans s'étaient passés quand, à pied reparti,
De malfaiteurs errants il rencontre un parti.
Armes de guerre au poing, cette bande l'arrête,
Et le chef lui demande ou sa bourse ou sa tête.
Il paya; mais l'effroi de ces foudres braqués
Ramena l'harmonie en ses nerfs détraqués;
L'accès caduc sur eux n'eut plus aucune prise.

Dr ANDREVETAN.

.·.

VITALISME ET ORGANICISME.

—

Dans une discussion académique, Malgaigne défendit le vitalisme et, parmi ses arguments, émit celui-ci : Donnez-leur, à ces faiseurs de produits organiques, du pain, de la viande, tous les éléments d'un repas, et, dans leurs creusets, ils ne vous feront pas seulement un atôme de m...atière fécale.

(*Dictionnaire des Praticiens.*)

.·.

LE TABLIER DE L'INTERNE

—

AIR : *La robe et les bottes.*

De l'internat, humble et modeste insigne,
Tu n'eus jamais d'un couplet la primeur ;
Pourtant, amis, quel sujet est plus digne
D'enthousiasmer un interne rimeur ?
Excusez-moi si dans ce jour de fête
A le tenter j'ose être le premier.
Du tablier pénible est la conquête,
Je vais chanter l'honneur du tablier (*bis*).

Pour arriver à posséder le titre
Que tous ici sommes fiers de porter,
De longs travaux quel ennuyeux chapitre !
La conférence et les os à gratter...

Les hôpitaux nous offrent en revanche
Leur triste table et leur dur oreiller ;
Mais des anciens la réception franche
Vous fait aimer déjà le tablier *(bis)*.

A son réveil on le voit sur la table
En carré long plié négligemment ;
D'iode et d'argent la trace ineffaçable
Déjà lui donne un piquant agrément.
De savon rance une odeur s'en exhale...
Nouvel interne il faut le déplier,
Ceindre tes reins, t'élancer dans la salle
Et soutenir l'honneur du tablier *(bis)*.

Sa vaste poche, arsenal de l'interne,
Fait en bâillant entendre un cliquetis ;
Jeunes conscrits, c'est là votre giberne ;
Vos armes sont pinces et bistouris.
Ces instruments que votre main hardie
Chaque matin apprend à manier,
Coudoient la mort en redonnant la vie ;
Respect au sang qui teint le tablier *(bis)*.

Cherchez encore des moyens pour détruire ;
Sabrez, hachez les hommes par milliers,
Et qu'avec vous l'enfer entier conspire,
Grands inventeurs des engins meurtiers !
Quand tout un peuple enivré de jactance
Jusqu'à Paris s'en vint se déployer,
L'interne a su, digne enfant de la France,
Porter bien haut l'honneur du tablier *(bis)*.

Oui, son honneur est bien notre richesse ;
Sachons partout le faire respecter ;
Il nous soutient, nous élève sans cesse ;
Mais que parfois il est lourd à porter !
Serrons nos rangs ; si l'un d'entre nous tombe
Victime, hélas ! d'un fléau meurtrier,
Saluons bas et gravons sur sa tombe :
Mort en gardant l'honneur du tablier *(bis)*.

Au tablier l'hommage légitime
Qu'ici je chante est rendu par nous tous;
De nos anciens il nous donne l'estime;
Il nous unit par les liens les plus doux,
Au souvenir de la salle de garde
Sachons amis gaîment nous rallier.
Que l'amitié nous prête sa cocarde;
Notre drapeau, c'est notre tablier (*bis*).

Dr TILLOT.

UN ENFANT JUDICIEUX

—

Un petit garçon avait mal à l'estomac; il avait trop mangé, le gourmand. Le médecin lui ordonne de prendre un lavement, mais Toto refusait de le prendre :

— Pourquoi, disait-il en pleurant, l'innocent souffrirait-il pour le coupable.

L. LOIRE.

SYPHILIS

—

Souvent elle est héréditaire,
Alors on ne sait jamais bien
Si c'est du père ou de la mère
Ou bien... d'un autre qu'elle vient.

Car sachons, enfants d'Hippocrate.
Que souvent tout vient du parrain.
Tant de bras pétrissent la pâte
Qu'on ne voit goutte en ce pétrin.

Dr LEVRAT-PERROTON.

***

ÉCHO D'EXAMEN

—

Un étudiant en médecine subit son examen :

« Comment vous y prendriez-vous pour faire transpirer un malade ? lui demande l'examinateur.

— J'emploierais les sudorifiques les plus efficaces.

— Lesquels ?

— Par exemple, des stimulants aromatiques, tels que le thé, le café, etc.

— Et, si cela ne suffisait pas ?

— J'aurais recours aux huiles volatiles, telles que l'éther, les composés alcooliques.

— Et si elles ne produisaient aucun effet ?

— J'essayerais l'antimoine diaphorétique, les poudres de James, de Dower.

— Et si tout cela était inutile ? »

Le candidat commence à suer à grosses gouttes.

« Si tout était inutile, je prendrais la bourrache et puis la salsepareille, la douce-amère, le safran, le jaborandi,...

— Et si tout cela était insuffisant?

— Alors, je l'enverrai subir son examen chez vous. »

.*
. .

LE BOTANISTE (1)

—

Le botaniste est bon enfant,
Mais blagueur par tempérament;
Je vais vous conter son histoire,
Ses vertus, ses défauts, sa gloire;

    Ah! ah! oui vraiment,
    Le botaniste est bon enfant.

Le botaniste, jeune ou vieux,
Est toujours gai, toujours joyeux;
En fait d'souci i' n' connait guère
Que le *Calenduta vulgaire* (2).

    Ah! ah! etc.

Le botaniste a sur le dos
Un' grosse boîte de fer-blanc (3)
Et, certes, la boîte de Flore
Vaut mieux que celle de Pandore.

    Ah! ah! etc.

(1) Cette chansonnette fut chantée pour la première fois à une herborisation de M. de Jussieu, en 1745, par M. de S..., l'un des jeunes botanistes les plus assidus aux charmantes excursions qui se faisaient tous les dimanches, sous la direction du spirituel professeur des herborisations à la campagne.

(2) Nom botanique du *Souci.*

(3) La boîte d'herborisation à renfermer les plantes qui s'y conservent fraîches pendant toute une journée,

Le botaniste a sur le dos
Un vieux carton qui n'est pas beau (1);
Du nom d' Cartable le qualifie
Par goût pour la synonymie.

    Ah! Ah! etc.

Le botanist' porte à la main
Un outil qu'il nomme un chourin (2).
Cette arme n'est pas élégante,
Mais par contre elle est fort gênante.

    Ah! ah! etc.

Le botanist' n'est pas gourmand,
Mais il mange agréablement,
Et se content' d'une omelette
Qui soit suivi' de côtelettes.

    Ah! ah! etc.

Le botanist' n'est pas pochard
Mais il a l'vin fort égrillard,
Et sur lui l'ciel trop d'eau déverse (3)
Pour qu'à table encor il s'en verse.

    Ah! ah! etc.

Le botaniste sans humeur
Boit d' la piquette ou du meilleur (4),
Et mém' quand l'vin n'est pas potable
La bièr' lui semble délectable.

    Ah! ah! etc.

Le botaniste, grand fumeur,
Du petit verre est amateur,

(1) Carton à serrer les plantes.
(2) Poignard de l'assassin dans les *Mystères de Paris*.
(3) Par la pluie dans les herborisations.
(4) Allusion à l'habitude de l'ouvrier de Paris qui,
demandant un canon de vin chez le marchand du coin,
ne manque jamais de dire : « Donnez-moi-z'en et du
meilleur. »

Et si pour digérer il fume
Il prend la goutte pour le rhume.

    Ah! ah! etc.

Le botanist' quand il fait chaud,
Sait se rafraîchir comme il faut;
Le botanist' quand le froid pique
Met au feu toute sa boutique.

    Ah! ah! etc.

Bien qu'il soit brave et plein d'honneur,
Le botanist' n'est pas qu'relleur,
Et jamais aucun bruit de guerre
Ne courut dans son atmosphère.

    Ah! ah! etc.

Le botaniste après dîner
Aime parfois à rimailler,
Et si la rime n'est pas riche
De calembours il n'est pas chiche.

    Ah! ah! etc.

Quand l'botaniste est fatigué
Il n'aim' pas à rentrer à pied;
Mais dans un wagon il préfère
Rouler comme un millionnaire.

    Ah! ah! etc.

Messieurs, vous v'nez de démontrer
De ce refrain la vérité;
Car m'écouter avec patience
C'est prouver jusqu'à l'évidence

    Ah! ah! oui vraiment,
    Que l'botaniste est bon enfant.

.⁎*

TERMES D'ARGOT

AYANT RAPPORT A LA MÉDECINE.

—

AVOIR FAIM : Avoir un crocodile dans le nombril.

ÊTRE ENCEINTE : Mettre sa crinoline à l'envers. — Avoir un polichinelle dans le tiroir. — Avoir avalé un pépin. — Avoir une fluxion ou une hydropisie de neuf mois.

TRAVAILLER : Se luxer les circonvolutions cérébrales.

MOURIR : Casser sa pipe. — Dévisser son billard. — Manger les pissenlits par la racine. — Aller dans le royaume des taupes.

MANGER : Mettre de l'huile dans la lampe.

ROUGEUR DU BORD CILIAIRE DANS LA BLÉ-PHARITE : Avoir des capucines à ses fenêtres.

⁎
⁎ ⁎

LA SALLE DE GARDE

—

AIR : *La robe et les bottes.*

Salut, ô trop modeste asile,
Dont la parure est la simplicité;
Ton atmosphère est bruyante et tranquille,
Froide en hiver, étouffante en été.
Dans ton enceinte on s'ennuie, on bavarde,
De mille odeurs on parfume ton air.
Et cependant de la salle de garde
Tout bon interne a le droit d'être fier (*bis*).

Air : *Suzon sortant de son village.*

Cette gracieuse retraite
A pour ornement principal
Une magnifique couchette
Qui rappelle le lit claustral.
Puis une table,
Très-vénérable,
Ou plus d'un nom au canif est écrit,
La case pleine
D'une douzaine
De vieux journaux que jamais on ne lit.
Près du buffet
Mainte bouffarde
Dort suspendue au râtelier.
Voilà le riche mobilier
De la salle de garde (*bis*).

DÉCLAMATION

Mortel que le hasard mène en ce sanctuaire,
Frappe avant que d'entrer, pénètre avec mystère,
Ces murs noircis sont pleins d'affreuses vérités,
Mais ils brillent pourtant de splendides beautés.
Soit qu'un pinceau léger y peigne en réaliste
L'amour pris sur nature, ou bien une modiste
Gambadant sans pudeur au milieu des damnés.
Soit qu'une plume habile, en vers bien alignés,
Y chante le printemps qu'une muse égrillarde
Egaie les lambris de la salle de garde.
Ces murs, par leur aspect sévère ou gracieux,
Sont palpitants de vie et charment tous les yeux.

Air : *Suzon sortant de son village.*

Vrai Dieu! quel étrange assemblage
D'écritures et de dessins.
Une dame au fond d'un nuage
De diachylum couvre ses seins.

Un monsieur fume,
Un autr' s'allume
Au feu que porte un pompier langoureux.
Au microscope
Dans une chope
Pline examine deux amoureux.
Hippocrate, la mine agarde,
Vient scier le rachis à Galien,
Tandis qu'Cels' châtre son chien.
Voilà la salle de garde (*bis*).

AIR : *La Gaudriole.*

Dans ce fortuné séjour
A table on bavarde.
De Momus, tour à tour,
On porte la cocarde.
Les repas sont abondants
Et les mets appétissants.
Voilà la salle de garde (*bis*).
O gué.

AIR : *Ronde du Comédien.*

Messieurs les chefs ont fini leur visite,
Chaque service est enfin terminé.
Autour du poêle on se range bien vite.
Holà, du vin, servez le déjeuner !
C'est aujourd'hui justement jour de liesse,
La Charité vient visiter Beaujon.
Les flacons vont et reviennent sans cesse
Et le champagne agace le plafond.
Propos savants, aimable causerie,
Chants peu gazés du repas font les frais,
Puis la fumée en spirale infinie
Vient tout confondre en un brouillard épais.
Allons, messieurs, le tapis nous appelle,
L'interne de garde à faire un *mort* est prêt.
La garde meurt et jamais n'est rebelle,
Pour faire un wist ou même un lansquenet.

16

Air : *Au clair de la lune.*

On frappe à la porte,
Pour nous quel ennui!
Que le diable emporte
La garde aujourd'hui.
Une voix criarde
Demande à l'instant
L'interne de garde
Qu'en bas on attend.

Air : *Le grenier de Béranger.*

Quitter le jeu! quell' douleur sans seconde!
Parc' qu'un enfant dont on n'est pas l'auteur
Fait des façons pour entrer dans le monde,
Et se réclame auprès d'un accoucheur.
Puis quand l'interne a fini son affaire,
Qu'impatient, il presse son retour,
La salle est vide, et l'on a pris son verre.
Comme il maudit les femmes et l'amour!

Air :

Lorsque l'interne est de garde
N'a-t-il pas mille plaisirs!
A fumer s'il se hasarde,
On interrompt ses loisirs.
Ces malades ont tant d'désirs,
Pour les r'fuser faut être en garde.
Monsieur, v'nez voir l'numéro neuf
Qui souffre et gémit comme un bœuf.
Le sept a mangé sa friction.
L'dix a vomi sa potion
Et dit qu'son lav'ment n'sent pas bon.

Air : *La Ronde des comédiens.*

Ah! si du moins la nuit était passable!
Mais quand il clot ses yeux appesantis,

La porte s'ouvre, une voix formidable
Vient sans pitié réveiller ses esprits.

AIR : *Femmes, voulez-vous eprouver*.

Tous les quarts d'heure se réveiller,
Pour explorer quelque matrice.
Pour un pochard se rhabiller,
D'un ch'val de fiacr' fair' le service.
Une lanterne vous conduit,
On s'cogne à sa clarté blafarde.
Voilà comme on passe la nuit
Dans le lit de la sall' de garde (*bis*).

AIR : *L'Artiste*.

A cette chansonnette
Je voulais mettre fin
Quand j'entends sur ma tête
Un effroyable train.
La foudre me fascine
Et me fait voir dans l'air
Un' figure divine
A ch'val sur un éclair.

AIR : *Le Dieu des bonnes gens*.

J'ai d'Esculape enterré la grande ombre,
Ce qu'il m'a dit, je viens le répéter.
Pendant quatre ans une salle bien sombre,
Chers travailleurs, devra vous abriter.
Mais dans ses murs, l'amitié qui commence,
A vos aînés a frayé le chemin.
Unissez-vous dans un banquet immense
Et donnez-vous la main (*bis*).

E. TILLOT.

.·.

STANCES SUR LA CH...

—

Ma foy, je fus bien de la feste,
Quand je fis chez vous ce repas;
Je trouvay la poudre à la teste
Mais le poivre était vers le bas.

Vous me montrez un Dieu propice,
Portant avec l'arc un brandon,
Appelez-vous la chaudepisse
Une flèche de Cupidon?

Mon cas, qui se lève et se hausse,
Bave d'une étrange façon;
Belle, vous fournîtes la sauce,
Lorsque je fournis le poisson,

Las! si ce membre eut l'arrogance
De fouiller trop les lieux sacrés,
Qu'on lui pardonne son offence,
Car il pleure assez ses péchés,

MATHURIN RÉGNIER.

.·.

DESCRIPTION ANATOMIQUE

—

Au pied d'un joli mont, à Vénus consacré,
Dans un vallon charmant, au sein d'un bois sacré,
Est un temple fameux, dont la simple structure,
Semble indiquer l'asile où se plait la Nature.
Là, sur leur trône assis, l'Amour et le Désir,
Du doigt, en souriant, appellent le Plaisir.
Un fleuve, sous leurs pieds, guidé par deux Naïades,
Ou s'élance en torreut, ou retombe en cascades,

Dans un bassin vermeil, de fleurs environné.
Caché dans le parvis, d'où le dièu du Mystère,
Par un sentier étroit, conduit au sanctuaire.
De son auguste enceinte, ouverte aux deux côtés,
L'œil ne peut se lasser d'admirer les beautés.
C'est dans ce sanctuaire, asile impénétrable,
D'un tissu merveilleux, d'une forme admirable,
De l'Amour, de l'Hymen, mystérieux réduit,
Qu'au sein des voluptés, le monde est reproduit.

(*La Luciniade*. Dr SACOMBE.)

**
* *

ODE SUR LA CH...

—

Infâme bastard de Cythère,
Fils ingrat d'une ingrate mère,
Avorton, triste et déguisé,
Si je t'ai servi dès l'enfance,
De quelle ingrate récompense
As-tu mon service abusé?

Mon cas, fier de mainte conqueste,
En espagnol portoit la teste,
Triomphant, superbe et vainqueur,
Que nul effort n'eût su rabattre :
Maintenant, lasche et sans combattre,
Fait la cane et n'a plus de cœur.

De tels autels une prêtresse
L'a réduit en telle détresse,
Le voyant au choc obstiné,
Qu'entouré d'onguent et de linge,
Il m'est avis de voir un singe
Comme un enfant embéguiné.

De façon robuste et raillarde,
Pend l'oreille et n'est plus gaillarde.

Son teint vermeil n'a point d'éclat;
De pleurs il se noye la face,
Et fait aussi laide grimace
Qu'un boudin crevé dans un plat.

Aussi penaud qu'un chat qu'on chastre
Il demeure dans son emplastre
Comme en sa coque un limaçon.
En vain d'arrasser il essaye :
Encordé par une lampraye
Il obéit au cavezon.

Une salive mordicante,
De sa narine distillante
L'ulcère si fort par dedans,
Que crachant l'humeur qui le picque,
Il bave comme un pulmonique
Qui tient la mort entre ses dents!

Ha! que cette humeur languissante
Du temps jadis est différente!
Quand brave, courageux et chaud,
Tout passait au fil de sa rage,
N'estant si jeune pucelage
Qu'il n'enfila de prime assaut.

Apollon, dès mon asge tendre,
Poussé du courage d'apprendre
Auprez du ruisseau parnassin,
Si je t'invoquay pour poete,
Ores, en ma douleur secrette,
Je t'invoque pour médecin.

Sévère roy des destinées,
Mesureur des vites années,
Cœur du monde, œil du firmament,
Toy qui présides à la vie,
Guéry mon cas, je t'en supplie,
Et le conduits à sauvement.

Pour récompense, dans ton temple,
Servant de mémorable exemple

Aux jouteurs qui viendront après,
J'apprendray la mesme figure
De mon cas malade en peinture,
Ombragé d'ache et de cyprès.

MATHURIN RÉGNIER.

LE DERNIER JOUR DE GARDE

AIR *d'Aristippe.*

C'est aujourd'hui ma dernière corvée,
L'oiseau captif s'enfuit de l'hôpital;
Après quatre ans ma consigne est levée,
Et je retourne en mon pays natal.
En vous quittant je saute d'allégresse,
Sombre prison, vrai séjour de bannis,
Murs ennuyeux, d'où suinte la tristesse,
Ah! quel bonheur! mes quatre ans sont finis!

Adieu, vieux lit, dont jamais un doux songe
Ne visita le sommier montueux,
Table, où des plats la savoureuse axonge
A dessiné des méandres crasseux:
Antique salle aux parfums de cuisine
Et de tabac si tendrement unis...
L'air pur des champs va remplir ma poitrine,
Car, Dieu merci, mes quatre ans sont finis!

Adieu, *Bedouin*, pieuvre nosocomiale,
Qui sur les lits se jette avec fureur;
Adieu visite où le soir on signale,
Avec le pouls, du rectum la chaleur;
Cloche infernale aux ordres de Lucine;
Voix d'infirmier interrompant mes nuits;
Je vais dormir, maintenant, j'imagine :
Car, Dieu merci, mes quatre ans sont finis!

Prêt à quitter ma modeste chambrette,
Son poêle blanc et son sol carrelé,
J'hésite encore et sens que je regrette
A l'hôpital plus d'un jour écoulé.
N'entends-je pas (c'est aujourd'hui dimanche)
Dans le couloir, des pas, des chants, des cris?
Il va falloir porter cravate blanche...
Adieu, gaité! mes quatre ans sont finis!

Qui me rendra la table fraternelle
Où l'on est fier de se voir convié.
Ces gais repas où, déployant son aile,
Sur nous planait la joyeuse amitié.
Comme on s'amuse à la salle de garde!
L'ennui, la gêne en sont toujours bannis.
Allons, fumons ma dernière bouffarde...
Ma pipe, adieu! mes quatre ans sont finis!

O vieux pal'tot blanchi dans la clinique,
Par la dextrine et le plâtre empesé,
Pelote en cœur, avec chiffre gothique,
Pauvre calotte au velours tout usé :
Chers souvenirs, insignes d'un doux règne,
Dans mon bahut je vous veux réunis;
De l'hôpital la senteur vous imprègne.
Que de regrets! mes quatre ans son finis!

De l'internat, que chacun nous envie,
Ma muse a dit le charme et les tourments.
Si je pouvais, de cette heureuse vie,
Recommencer un seul jour les moments!
Aussi, je veux retrouver ma jeunesse
Et chaque année, à ce banquet d'amis,
Dire avec vous, et répéter sans cesse :
Que de regrets, mes quatre ans sont finis!

Dr TILLOT.

**

LA CANTHARIDE

EXTRAIT DE L'ŒUVRE DE NICANDRE.

—

« Garde toy bien aussy (si tu as curieus
Senti ce fort poison) de boire misérable
De la dévore-bled cantharide, semblable
A la pois qui se fond et qui de sa liqueur
Lève comme la pois une mauvaise odeur,
Au goût elle ressemble à l'esquille nouvelle
Du cèdre que l'on rappe; elle ronge mortelle
Par sa boisson humide et la lèvre et l'endroit
Du bas de l'estomach, tantôt elle vient droit
Mordre au milieu du ventre et rougir la vessie.
Une douleur s'aigrit qui tourmente ennemie
L'endroit de la poitrine où les os plus tendrés
Se courbent sur le ventre, incontinent après
La fureur en ensuit : puis l'homme foible et lâche
Se laisse surmonter lorsque le venin tâche
Tant plus à l'amattir contre tout son espoir :
Il est troublé d'esprit tout ainsi qu'on peut voir
D'un chardon florissant la tête blanchissante
Voleter, si dans l'œr un tourbillon l'évante.
Pren moy du Pouillot, et le mélange après,
Dans les nymphes des eaus : ainsi jadis Cérès
Affamée au logis de l'hote Hippothoonte
Lava sa gorge tendre, oyant le joyeus conte
D'Iambe thracienne. Ou bien pren le cerveau
Que tu auras tiré d'un porc ou d'un agneau,
Et le mêle parmi la semence menuë
Du lin bien arrondi. Pren la tête cornue
D'un chevreau tout douillet ou choisis un oison
Et le fais consumer, ainsi de ce poison
Le remède fatal que tu lui feras prendre
Le pourra au vomir contraindre de le rendre;

Et ce qui reste encore de ce souillé repas,
Ancré plus fermement en quelque lieu plus bas,
Tu feras que mettant les doigts dedans sa gorge,
Tirant au cœur plus fort, enfin il le regorge.
Tu lui donneras souvent un clistère de lait
D'une brebis, pourvu qu'il soit nouvellement trait :
Car ainsi tu pourras arracher les ordures
Hors du ventre aisément, où elles étaient dures.
Tu lui feras aussi boire du lait bien gras,
Qui lui fera grand bien : ou tu écacheras
Mêlant en du vin doux la vigne bourgeonnante,
Qui porte de nouveau sa feuille verdoyante,
Ou bien tu tireras hors les poudreux sillons,
La racine noueuse et pleine d'éguillons.
Puis tu mêleras au labeur des avettes :
En son passage étroit durement étouppée :
Le corps se refroidit vers les extrémités :
La forte veine aussi dedans les cavités
Des membres est étreinte, et le malade attire
Un air tout défaillant que mourant il soupire :
Son esprit void l'enfer. Mais il faut le souler
Ou d'huille ou de pur vin, pour lui faire écouler,
Et vomir ce mauvais et dangereux dommage :
Ou donne-lui souvent du vin pur en breuvage :
Ou bien quelque clistère, ou le tige couppé
Des carottes ou cil de Laurier de Tempé
Qui premier de Phœbus ceignit le crin Delphique,
Donne le grain broyé de l'ortie qui pique
Avec celuy du poivre ; et avecques du vin
Mêle le suc amer, quelquefois le benjouin,
Dans l'huille de glayeul, ou dedans l'huille clere
Broyé, avec mesure, à pouvoir de ce faire
Ou échauffes un pot de lait tout écumeus
Et lui donnes à boire, ou bien du moust mielleus. »

V. GALIPPE.

(Étude sur l'empoisonnement par la cantharide.)

***

L'OPHTHALMIE DE BÉRANGER

—

En 1848, Béranger avait une petite ophthalmie que Bretonneau lui guérit. Mais comme il lisait et travaillait beaucoup, l'ophthalmie revint ; alors il s'adressa à un prêtre polonais qui guérissait les maladies des yeux avec un remède secret. A cette époque-là, j'étais président, à la Faculté, du Jury chargé des examens des officiers de santé. Comme le prêtre polonais avait eu maille à partir avec la police, parce qu'il avait crevé quelques yeux, il voulut se mettre en règle. Dans ce but il alla trouver Béranger et lui demanda si, par son influence, il ne pourrait pas se faire recevoir officier de santé, afin d'être en mesure de traiter les yeux et d'éborgner les gens tout à son aise. Béranger vint me trouver et me dit : « Mon ami, rendez-moi un grand service ; tâchez de faire recevoir ce pauvre diable ; il ne s'occupe que des maladies des yeux ; et, quoique les examens des officiers de santé comprennent toutes les branches de l'art de guérir, ayez de l'indulgence, de la mansuétude.

« C'est un réfugié ; et puis il m'a guéri, c'est la meilleure des raisons. » Je lui répondis : « Envoyez-moi votre homme. » — Le prêtre polonais vint chez moi. « Vous m'êtes recom-

mandé, lui dis-je, par un homme que je tiens
singulièrement à obliger ; c'est le plus cher de
mes amis ; en outre, c'est Béranger, ce qui vaut
encore mieux... Deux de mes collègues à qui
j'en ai parlé, et moi, sommes très-décidés à faire
ce qui sera possible ; seulement nos examens
sont publics, et il serait peut-être bon de cacher
un peu ses oreilles, c'est bien le moins. »
J'ajoutai : « Voyons, je serai bon prince, je
prendrai l'examen d'anatomie, et il ne vous sera
pas difficile de savoir l'anatomie aussi bien que
moi : je vous interrogerai sur l'œil ! »

Notre homme parut déconcerté. Je conti-
nuai : « Vous savez ce que c'est que l'œil ! —
Très-bien ! — Vous savez qu'il y a une paupière ?
— Oui. — Vous avez l'idée de ce que c'est
qu'une cornée ?... il hésite. — La prunelle ? —
Ah ! monsieur, la prunelle, je connais bien cela.
— Savez-vous ce que c'est que le cristallin, l'humeur vitrée, la rétine ? — Non, monsieur : à
quoi ça me servirait-il, je ne m'occupe que des
maladies des yeux ? » Je lui dis : « Ça sert à quelque
chose, et je vous assure qu'il serait presque nécessaire de vous douter qu'il y a un cristallin, si
surtout vous voulez, comme vous le faites quelquefois, à ce qu'il paraît, opérer des cataractes.
— Je n'en opère pas. — Mais si la fantaisie
vous prenait d'en extraire une... » Je ne pus
sortir de là. Ce malheureux voulait exercer l'art
de l'oculistique sans avoir la plus petite notion
de l'anatomie de l'œil.

J'allai trouver Béranger et lui racontai la chose. Béranger s'écria : « Mais, ce pauvre homme !... » Je lui dis : « Mon cher Béranger, je suis votre médecin depuis huit ans, je vais vous demander des honoraires aujourd'hui. — Et quels honoraires ? — Vous allez me faire une chanson que vous me dédierez; mais c'est moi qui donne le refrain ? — Oui-da... et ce refrain ? — « Ah que les gens d'esprit sont bêtes. » Ce fut une affaire entendue désormais entre nous, et il ne me parla plus de son prêtre polonais.

TROUSSEAU.

*
* *

PRINCIPES SUR LES ACCOUCHEMENTS

—

Je sais, vous direz-vous, je sais que la matrice
Doit agir sur l'enfant par sa force expultrice.

Que, semblable à la vis qui tourne en avançant,
L'enfant dans le bassin tourne en le franchissant.

Qu'à la forme d'un œuf réduit par la matrice,
Ou sa tête ou ses pieds s'offrent à l'orifice.

Que le rapport parfait de l'enfant aux détroits,
Ne rend jamais pour lui les bassins trop étroits.

Que du chef de l'enfant la plus grande étendue,
Aux épaules toujours fraye une libre issue.

Quand de l'enfant à terme on fait l'extraction,
On attend la douleur pour chaque attraction.

Des membranes craignez d'opérer la rupture,
Laissez, le plus souvent, ce soin à la nature.

La routine a prescrit, mais la raison défend
De lier les vaisseaux du cordon à l'enfant.

Le *travail* est toujours l'œuvre de la nature;
On la trouble en mettant la femme à la torture.

Respectez le *travail*; mais, d'un œil curieux,
Observez quel agent le rend laborieux.

Dans les convulsions ou la perte utérine,
Il faut que, sur-le-champ, le *travail* se termine.

Dans le cas d'inertie, après l'enfantement,
L'art doit contre la perte agir très-promptement.

SACOMBE. (La Luciniade, 1815.)

**

UNE CONSULTATION EN PLEIN VENT

—

On sait que, si nous accusons volontiers les médecins d'être des ânes, nous ne perdons guère une occasion de les consulter. La plus innocente conversation cache presque toujours quelque insidieuse demande. Un de nos amis, médecin dans une petite ville, se trouvait fort importuné par ces causeries intéressées. A propos du soleil ou de la pluie, du dîner du percepteur ou de la toilette de la sous-préfette, on en arrivait toujours à lui exposer quelque cas curable. Pour ne plus se voir ainsi arrêter en pleine rue, notre Esculape vient d'imaginer un moyen assez original. Dès qu'on se plaint devant lui, il vous regarde avec mystère en disant :

— Diable! que me dites-vous-là? Mais, en effet!!! Montrez-moi donc votre langue.

Après avoir jeté un regard à le cantonade, le consultant, pris dans son propre piége, ouvre la mâchoire avec circonspection.

— Je vous dis de montrer votre langue, continue le docteur avec mépris, et c'est à peine si j'en vois poindre le petit bout. Comment voulez-vous un diagnostic avec cela? Allons, tirez encore! Encore, morbleu! Tenez, fermez les yeux, cela viendra.

Le patient, vaincu, abaisse les paupières en tirant une langue d'un pied.

Il n'est pas besoin de dire que son oracle attend ce moment pour disparaître avec la rapidité de l'éclair.

*
* *

L'AMOUR ET LE MÉDECIN

Le médecin, le dieu d'amour
Sont de service nuit et jour :
   Voilà la ressemblance!
L'un est fameux dans ses vieux ans,
L'autre règne dans son printemps;
   Voilà la différence!

Ils sont aveugles tous les deux,
Malgré cela fort curieux;
   Voilà la ressemblance!
L'un est grave et de noir vêtu,

L'autre est sémillant et tout nu...
  Voilà la différence!

On a recours à tous les deux,
Bien que tous deux soient dangereux
  Voilà la ressemblance!
L'un nous blesse en nous guérissant,
L'autre caresse en nous blessant;
  Voilà la différence!

Tous deux regardent dans les **yeux**
Si ça va mal, si ça va mieux :
  Voilà la ressemblance!
C'est le pouls que tâte un docteur,
Mais l'amour vous touche le cœur..
  Voilà la différence!

Tous deux s'en vont courant, trottant,
Ils sont tant soit peu charlatans...
  Voilà la ressemblance!
L'un s'en va quand nous allons bien,
L'autre, quand nous ne valons rien,
  Voilà la différence!

Dr CHEVALIER. (Le Médecin.

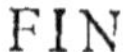

FIN